O QUE É BOM SABER

Dados Internacionais de Catalogação na Publicação (CIP)
(Câmara Brasileira do Livro, SP, Brasil)

Gonsalves, Paulo Eiró
  O que é bom saber : sobre alimentos, exercícios, medicamentos naturais e terapias alternativas que previnem e curam doenças / Paulo Eiró Gonsalves. São Paulo : MG Editores, 2008.

  ISBN 978-85-7255-058-1

  1. Alimentos 2. Doenças - Causas 3. Exercícios físicos 4. Hábitos alimentares 5. Natureza - Poder de cura 6. Qualidade de vida 7. Saúde - Promoção 8. Terapia alternativa I. Título

08-04629   CDD-613

Índices para catálogo sistemático:
1. Doenças : Prevenção : Promoção de saúde :
   Qualidade de vida : Ciências médicas   613
2. Saúde : Promoção : Qualidade de vida : Ciências médicas   613

Compre em lugar de fotocopiar.
Cada real que você dá por um livro recompensa seus autores
e os convida a produzir mais sobre o tema;
incentiva seus editores a encomendar, traduzir e publicar
outras obras sobre o assunto;
e paga aos livreiros por estocar e levar até você livros
para a sua informação e o seu entretenimento.
Cada real que você dá pela fotocópia não autorizada de um livro
financia um crime
e ajuda a matar a produção intelectual de seu país.

O QUE É BOM SABER

SOBRE ALIMENTOS, EXERCÍCIOS,
MEDICAMENTOS NATURAIS
E TERAPIAS ALTERNATIVAS
QUE PREVINEM E CURAM DOENÇAS

Paulo Eiró Gonsalves

MG EDITORES

O QUE É BOM SABER
*Sobre alimentos, exercícios, medicamentos naturais
e terapias alternativas que previnem e curam doenças*
Copyright © 2008 by Paulo Eiró Gonsalves
Direitos desta edição reservados por Summus Editorial

Editora executiva: **Soraia Bini Cury**
Assistentes editoriais: **Bibiana Leme e Martha Lopes**
Capa, projeto gráfico e diagramação: **Gabrielly Silva**

MG Editores
Departamento editorial:
Rua Itapicuru, 613 – 7º andar
05006-000 – São Paulo – SP
Fone: (11) 3872-3322
Fax: (11) 3872-7476
http://www.mgeditores.com.br
e-mail: mg@mgeditores.com.br

Atendimento ao consumidor:
Summus Editorial
Fone: (11) 3865-9890

Vendas por atacado:
Fone: (11) 3873-8638
Fax: (11) 3873-7085
e-mail: vendas@summus.com.br

Impresso no Brasil

SUMÁRIO

PREFÁCIO 9
APRESENTAÇÃO 11
ALIMENTOS 13
    Águas minerais 15
    Alimentos diet *e* light 16
    Alimentos lactofermentados 17
    Amora 18
    Arroz integral 18
    Banana 19
    Café 20
    Castanha-da-índia 21
    Coco-da-baía / Água-de-coco 22
    Cogumelo do sol 23
    Feijão azuki 24
    Goiaba 25
    Limão 26
    Linhaça 26
    Maxixe 27
    Mel 28
    Melancia 29

Peixes	29
Romã	30
Soja / Feijão-soja	30
Tomate	31
Trigo germinado	32
Umeboshi	33
Yakon / Batata yakon	34

ATIVIDADES FÍSICAS **35**
- Alongamento 37
- Conduta nos traumas musculares 38
- Exercícios aeróbios e anaeróbios 40
- Hidroginástica 42
- Ioga 44
- Musculação 46
- Pilates 48

HÁBITOS ALIMENTARES **51**
- Alimentação colorida 53
- Jejum 54
- Mastigação 56
- Pirâmide alimentar 57
- Retenção de fezes e urina 61
- Vegetarianismo 61

MEDICAMENTOS, PLANTAS E SUBSTÂNCIAS NATURAIS **65**
- Andiroba 67
- Arruda 67
- Babosa 68
- Bálsamo 69
- Banchá 69
- Barbatimão 70
- Calêndula 70
- Canola 71
- Cardo-mariano 71
- Cáscara sagrada 72
- Centela 72
- Chá 73

Citronela	73
Clorofila	74
Coentro	75
Copaíba	75
Equinácea	76
Erva-baleeira	76
Erva-de-bicho	77
Estévia	77
Eufrásia	78
Fáfia	78
Florais	79
Funcho / Erva-doce	80
Geléia real	80
Gengibre	81
Ginkgo biloba	81
Girassol / Óleo de girassol	83
Guaçatonga	85
Guaco	85
Guaraná	86
Hipérico	87
Imburana	87
Jaborandi	88
Levedura de cerveja	88
Lótus	89
Magnésio / Cloreto de magnésio	89
Malva	91
Mate	92
Melaleuca / Tea tree	92
Pata-de-vaca	93
Poejo	93
Pólen	94
Própole / Própolis	94
Sabugueiro	96
Sálvia	96
Saw palmeto	97
Sena	98

Unha-de-gato 98
Uxi 99
Zedoária 99

QUESTÕES DE SAÚDE 101
Alimentação e beleza 103
Calçados aconselhados e desaconselhados 105
Cigarro e piscina 106
Escovação da língua 106
Espiritualidade e drogas 107
Fibras alimentares 112
Gelo 112
Gorduras trans 113
Massagem do couro cabeludo 115
O poder do riso 115
Probióticos 117
Radicais livres 119
Tétano / Vacina antitetânica 120

TRATAMENTOS E TERAPIAS 123
Acupuntura 125
Cura por imposição das mãos / Cura prânica 126
Do-in / Shiatsu 128
Homeopatia 128
Iridodiagnóstico / Diagnóstico pela íris 129
Massagem 131
Moxabustão 131
Radiestesia 132
Reiki 133
Ritos de rejuvenescimento dos lamas do Tibet 134
RPG 135
Sauna 136
Shantala 136
Urinoterapia 137

BIBLIOGRAFIA 141

ÍNDICE REMISSIVO 149

PREFÁCIO

Após muitos anos de convívio como vizinhos e sócios do mesmo clube, somos agora brindados com a grande honra e privilégio de prefaciar o novo livro deste grande amigo que é o dr. Paulo Eiró Gonsalves. A honra se transforma em responsabilidade à medida que constatamos o alto nível científico e cultural dos que prefaciaram seus livros anteriores - e que souberam tão bem retratar a extraordinária personalidade do autor, bem como enumerar suas qualidades como médico dedicado que é e enaltecer sua incansável perseverança no campo da ciência, em geral, e no das terapias alternativas, em particular. Muito mais deveria ser acrescentado principalmente sobre o caráter do ser humano Paulo Eiró. Entretanto, o bom prefácio deve permanecer prudentemente sucinto para não roubar do leitor tempo precioso, a fim de que ele possa mergulhar diretamente no conteúdo da obra.

Já faz um bom tempo que a sociedade vem descobrindo o notável desenvolvimento das chamadas terapias alternativas e se beneficiando dele. No bojo dessa tendência nem sempre é fácil para o leigo se situar diante da enxurrada de novas informações que surge na imprensa diária, nas revistas, na televisão e nas livrarias. São tímidas as tentativas de orientar o público, que corre o risco até de abandonar por completo a procura de uma vida melhor, por meio de produtos e práticas mais naturais, ao se sentir perdido diante de tantos dados.

O livro *O que é bom saber* vem preencher essa lacuna com surpreendente maestria pelo fato de conseguir juntar um número enciclopédico de informações de forma compacta e de fácil compreensão. A "mágica" não pára aí e é intrigante constatar como o autor logrou produzir um texto agradável e simples ao mesmo tempo em que apresenta fontes que vão das mais humildes e anônimas aos consagrados de hoje e do passado, incluindo citações de personalidades ímpares como Deepak Chopra e Dalai Lama. A bibliografia ao final é não só um fecho de ouro, por sua extensão e precisão, como é também um presente para os estudiosos da área, que terão ali um guia definitivo para aprofundar os verbetes apresentados.

Walter Engracia de Oliveira

Engenheiro civil e sanitarista, aposentou-se como professor catedrático emérito da Faculdade de Saúde Pública da USP, da qual também foi diretor. Ex-consultor de organizações nacionais e internacionais, como a Organização Pan-Americana da Saúde (OPAS) e a Organização Mundial da Saúde (OMS), exerceu também o cargo de prefeito sanitário da estância de Atibaia.

APRESENTAÇÃO

Concordaremos plenamente com os que criticarem esta obra taxando-a de incompleta: as possibilidades terapêuticas fora da medicina tradicional são praticamente ilimitadas, o que torna absolutamente impossível abordar todos os processos *pouco conhecidos mas muito eficazes*.

Limitamo-nos, por isso, a relacionar alguns dos processos que me pareceram de maior interesse, bem como as ações medicamentosas de determinadas plantas. Basicamente, deixamos de incluir os alimentos como atividade terapêutica (com algumas exceções), uma vez que esse assunto foi ventilado em outros livros de nossa autoria: *Alimentos que curam* (Editora Ibrasa), *Livro dos alimentos* (MG Editores), ganhador do Prêmio Jabuti, e *Frutas que curam* (MG Editores).

Nos verbetes relativos às plantas de interesse terapêutico, não relacionamos todas as ações a elas atribuídas, mas apenas as mais curiosas ou utilizadas com maior freqüência.

Tampouco pretendemos esgotar os temas de cada verbete, mesmo porque muitos deles exigiriam tratados inteiros para isso.

Desse modo, como são dadas somente noções panorâmicas, recomendamos aos interessados que recorram a publicações especializadas para mais informações.

Este livro não pretende substituir o médico, não é essa sua finalidade. Diagnóstico e prescrição, ambos, são da competência do facultativo. Desejamos mostrar aqui que a medicina oficial pode ser auxiliada por outros processos, muitas vezes de valor inestimável e passíveis de serem usados concomitantemente a ela.

ALIMENTOS

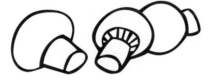

ALIMENTOS

ÁGUAS MINERAIS

Apresentam composição química e aspecto físico diferentes das águas comuns, o que lhes confere características especiais.

Embora alguns médicos questionem a eficácia medicamentosa dessas águas, acreditando que agiriam apenas de forma psicológica, muitos lhes atribuem propriedades terapêuticas reais.

São chamadas "águas termais" aquelas cuja temperatura excede em pelo menos cinco graus centígrados a temperatura das águas potáveis locais.

Algumas águas minerais têm a vantagem de serem radioativas na fonte, porém essa benéfica radioatividade não permanece senão durante algumas horas após o afloramento, deixando de existir no produto engarrafado.

O tratamento por meio das águas minerais constitui a chamada crenoterapia.

Quanto à composição química, consideram-se sete grupos de águas minerais:

O QUE É BOM SABER

- *Alcalinas* - (Prata) Recomendadas para males do fígado e do estômago, bem como para doenças crônicas dos rins.
- *Arsenicais* - Para as astenias e convalescenças, como vitalizantes.
- *Cálcicas e magnesianas* - (Fonte Andrade Figueira, em São Lourenço) Para os casos de gota, males dos rins, vesícula, colites, falta de apetite. Devido a seu teor em magnésio, pode ser considerada preventiva do câncer.
- *Ferruginosas* - (Cambuquira e Lambari) Indicadas nas anemias ferroprivas.
- *Sulfurosas* - (São Pedro, Poços de Caldas, Caxambu) Eficazes em casos de reumatismo e nas moléstias de pele e de garganta.
- *Cloretadas sódicas* - (Prata)
- *Indeterminadas* - (Lindóia e Araxá) Atuam sobretudo em função de suas propriedades físicas.

Pessoas demasiado edemaciadas (inchadas), com insuficiência renal, insuficiência cardíaca e bebês prematuros e de muito tenra idade (alguns meses) não devem ingerir tais águas, pois podem não ter condições de eliminar a quantidade de minerais existente nelas.

ALIMENTOS *DIET* E *LIGHT*

Alimento *diet* (do inglês: dietético) é aquele em que houve retirada total de determinada substância, sendo, por isso, indicado a pessoas que apresentam algum problema específico de saúde. Por exemplo: retirada de sal para hipertensos; de

ALIMENTOS

gorduras animais para pacientes com colesterol elevado; de glúten para fenilcetonúricos; de açúcar e de outros hidratos de carbono para diabéticos.

Alimento *light* (leve, em inglês) é o que apresenta redução de pelo menos 25% de determinada substância – sal, gorduras, açúcar – ou de calorias, quando comparado ao alimento convencional.

Nem sempre, portanto, os alimentos *diet* ou *light* destinam-se à perda de peso. Só possuirão esse atributo se houver redução especificamente de calorias e se não forem consumidos em quantidades exageradas: se uma pessoa comer quatro bombons ou tomar quatro copos de um refrigerante com conteúdo de calorias reduzido em 25%, terá ingerido o mesmo número de calorias de um bombom ou refrigerante normal.

ALIMENTOS LACTOFERMENTADOS

São alimentos parcialmente digeridos por meio de determinadas bactérias, que realizam a chamada fermentação láctea. Esta, por sua vez, produz uma benéfica acidificação que impede a proliferação dos micróbios responsáveis pelos processos putrefativos.

Entre os principais alimentos lactofermentados pode-se citar: iogurte, chucrute (repolho azedo), missô (pasta fermentada de soja), grãos germinados fermentados etc.

Esse processo de fermentação láctea foi estudado por vários autores, dentre os quais destacam-se Claude Aubert e J. Kuhl, que mencionam uma série de benefícios causados pelos alimentos lactofermentados: **possuem elevado poder bactericida; reforçam as defesas orgânicas; sintetizam numerosas** vitaminas (complexo B e vitamina C), **bem como várias enzimas**. Também **reativam a flora intestinal normal**, impedindo o desenvolvimento de germes nocivos ao organismo, sendo **indicados em várias perturbações do aparelho digestivo**, notadamente diarréias.

J. Kuhl ainda atribui aos alimentos lactofermentados **grande valor na prevenção e tratamento de câncer e outras moléstias degenerativas**.

AMORA

Fruto da amoreira, planta da qual existem diversas variedades: amoreira-brava (*Rubus imperialis*), amoreira-preta (*Morus nigra*), amoreira-vermelha (*Rubus rosaefolius*) etc.

O chá preparado por infusão ou por decocção com as folhas da amoreira (uma xícara de chá para um litro de água), tomado na dose de três xícaras por dia, atua como **diurético** e **hipotensor**, ajudando a baixar a pressão arterial.

ARROZ INTEGRAL

Considerado pelos macrobióticos o alimento número 1, único que apresenta a relação Na:K ideal (1:5), o arroz integral é altamente nutritivo e fonte de numerosas vitaminas – em particular a B1 – e minerais.

A **monodieta de arroz integral**, geralmente realizada por dez dias seguidos, emprega este cereal (cultivado organicamente) cozido simplesmente em água, sem sal nem outro tempero. É **indicada em casos de desintoxicação**. Nenhum outro alimento, à exceção da farinha de arroz integral, pode ser ingerido durante o tratamento.

ALIMENTOS

A prática desta monodieta deve sempre ser acompanhada por médico experiente. É aplicada também em **casos de câncer, reumatismo, sinusite** e **infecções repetidas das vias respiratórias**.

BANANA

 O fruto da bananeira (*Musa paradisiaca*), a banana, além de extraordinário valor nutritivo, tem uma série de aplicações terapêuticas, dentre as quais destacam-se as seguintes:

- *Antidiarréica* - Principalmente a banana-maçã. Note-se que a banana-nanica, ao contrário das demais, tem ação levemente laxativa.

- *Queimaduras* - A polpa da banana fresca (em particular a da banana-nanica) costuma agir muito eficazmente em aplicações locais sobre feridas, inflamações e queimaduras.

Seu uso no tratamento de queimaduras foi introduzido com sucesso pela Irmã Maria do Carmo Cerqueira no setor de pediatria do Hospital Jesus Nazareno, de Caruaru (Pernambuco), para tratar de crianças com queimaduras de primeiro, segundo e terceiro graus.

- *Quelóides* (cicatrizes cutâneas muito exuberantes, conseqüentes de ferimentos ou intervenções cirúrgicas, mais freqüentes na etnia negra) - É possível eliminá-los aplicando-se diariamente sobre eles a parte interna (branca) da casca de banana.

- *Verrugas* - Podem ser eliminadas com aplicações diárias da parte interna (branca) da casca de banana.

O QUE É BOM SABER

A cozinheira Aparecida de Almeida Alves, do Instituto da Criança de São Paulo, conquistou o primeiro lugar em um concurso de receitas culinárias com esta que é notável pela economia, uma vez que sua matéria-prima (cascas de banana) é habitualmente jogada no lixo.

BOLO DE CASCA DE BANANA

Ingredientes:
- 2 xícaras (chá) de cascas de bananas maduras
- 50 g de margarina
- 4 ovos
- 2 xícaras (chá) de açúcar
- 3 xícaras (chá) de farinha de trigo
- 2 colheres (sopa) de fermento em pó
- 1 colher (sopa) de canela em pó para polvilhar

Modo de preparar:
Bata no liquidificador as cascas de banana com meia xícara de água e reserve. Em seguida, bata na batedeira a margarina, acrescente os ovos, o açúcar, as cascas batidas e a farinha. Retire da batedeira, junte o fermento e apenas misture. Unte uma assadeira com margarina e farinha de trigo, coloque a massa e polvilhe com a canela. Leve para assar em forno pré-aquecido, de quinze a vinte minutos

CAFÉ

É o fruto do cafeeiro (*Coffea arábica*), cujas sementes – secas, torradas e moídas – são utilizadas no preparo da bebida.

Conhecido e usado na Pérsia desde o ano de 875, o café, diferentemente do que se acreditava, parece não ser originário da Arábia, e sim da África.

ALIMENTOS

Conta a lenda que na região da Etiópia vivia um pastor de cabras, de nome Kaldi, o qual percebeu que seus animais, ao comerem o fruto de determinada planta (cafeeiro), ficavam mais ativos e dispostos, conseguindo caminhar vários quilômetros sem apresentar sinais de cansaço. Comunicou o fato a um monge da região, que passou então a consumir os frutos, sob forma de infusão, observando que isso o mantinha acordado durante suas leituras e orações.

Da Etiópia, o fruto foi levado para a Arábia Saudita no século XV e, de lá, espalhou-se para todo o mundo.

No Brasil, foi introduzido no Pará em 1723, pelo brasileiro Francisco de Mello Palheta, que o trouxe da Guiana Francesa.

Ao consumo do café são atribuídos numerosos benefícios: **aumento da capacidade de concentração, das faculdades intelectuais em geral** (memória, clareza e rapidez de raciocínio, aumento da atenção), além de ser **digestivo** e **antiflatulento**.

Deve, entretanto, ser ingerido em quantidades limitadas: não mais de três ou quatro xícaras por dia. Além disso, deve ser sempre coado ou filtrado, pois a infusão contém um fator lipídico (gorduroso) que aumenta o mau colesterol (LDL). Com a filtração ou coação do café, essa substância não passa para o líquido. Evite, portanto, o café expresso e o preparado à moda árabe, bem como o café solúvel e o descafeinado – na fabricação deste são empregados ácidos graxos no processo de descafeinação.

CASTANHA-DA-ÍNDIA

Árvore com cerca de trinta metros de altura, originária do norte da Grécia, cuja parte geralmente empregada com finalidade médica são os frutos (*Aesculus hippocastanum*), que tanto por uso interno quanto externo **agem em problemas da circulação venosa**, tais como **varizes**, **hemorróidas** e **flebites**.

Por via interna: colocar uma colher de café do pó obtido pela trituração de sementes secas ao sol em uma xícara de chá e adicionar água fervente. Abafar por dez minutos e tomar uma xícara duas vezes ao dia.

Para hemorróidas, em uso externo, colocar em meio litro de água fervente uma colher de sopa do pó e três colheres de sopa de folhas de mamona fatiadas. Desligar o fogo, esperar amornar e coar. Fazer banhos de assento duas vezes ao dia.

No caso de varizes, flebites e tromboflebites, colocar em meio litro de água fervente uma colher de sopa do pó e duas colheres de sopa de folhas de hamamélis fatiadas, desligar o fogo e coar. Aplicar localmente, em cataplasmas, duas ou três vezes ao dia.

COCO-DA-BAÍA / ÁGUA-DE-COCO

O coco-da-baía (*Cocos nucifera*), fruto do coqueiro-da-baía, não é – pasmem! – fruto nacional. Origina-se do arquipélago malaio, tendo sido trazido ao Brasil pelos portugueses, por volta de 1553.

Trata-se de alimento de alto valor nutritivo, rico em proteínas, hidratos de carbono, minerais e alguma quantidade de vitaminas C e do complexo B. Infelizmente, apresenta também elevado teor de gorduras constituídas quase que totalmente por ácidos graxos saturados, nocivos ao aparelho circulatório.

O coco apresenta várias ações terapêuticas (contra tosses rebeldes, hemorróidas, diverticulites), mas me deterei naquelas da *água-de-coco*.

ALIMENTOS

Esse líquido existente em quantidade acentuada no coco verde constitui, por sua composição e propriedades medicinais, verdadeiro soro vegetal, tendo sido preconizado inclusive como substituto do plasma sanguíneo.

Em casos de **diarréias**, para hidratação dos pacientes, sobretudo crianças, conseguem-se ótimos resultados com administração da água-de-coco, acrescida de uma pitada de sal – uma vez que é pobre nesse mineral. Substitui perfeitamente os soros caseiros e industrializados.

Em casos de exercícios intensos (corridas, partidas de futebol, tênis, *squash* etc.), pode-se empregá-la em lugar das chamadas bebidas isotônicas, sempre com adição de uma pitada de sal.

COGUMELO DO SOL

No Japão, há muito se estudam os cogumelos sob múltiplos aspectos, inclusive os alimentares e terapêuticos.

No ano de 1960, na região de Piedade, no estado de São Paulo, o imigrante japonês Takatoshi Furamoto notou a existência de um tipo de cogumelo até então desconhecido oficialmente – embora já descrito e estudado do ponto de vista medicamentoso pelo botânico Joaquim Monteiro Caminhoá mais de 120 anos antes. Dotado de espírito observador, Furamoto interessou-se pelo cogumelo em questão e o enviou ao Japão para que fosse estudado cientificamente.

Realizaram-se então vários estudos naquele país, constatando-se que o referido cogumelo, além de altamente nutritivo (rico em vitaminas e minerais), apresenta propriedades anticancerígenas e estimulantes do sistema imunológico, principalmente por causa da presença de substâncias chamadas b-glucanas.

O QUE É BOM SABER

Numerosos outros estudos foram posteriormente conduzidos, confirmando aqueles iniciais. Atualmente, admite-se que o cogumelo do sol (*Agaricus blazei murrill*) — também chamado cogumelo piedade, em função do local onde foi descoberto —, além dos benefícios mencionados, **age em grande número de doenças: asma e bronquite, úlcera gástrica e duodenal, problemas de próstata, psoríase, eczema, rinite e sinusite.**

Tem ainda **ação hipotensora arterial** (baixa a pressão), **antitrombótica** e **diminuidora da taxa de colesterol**. Também **fortalece os cabelos**, inclusive em aplicações locais.

FEIJÃO AZUKI

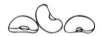

O feijão azuki (*Phaseolus vulgaris*) é um tipo de feijão de grãos pequenos e vermelho-arroxeados, originário da Ásia. No Japão, é muito utilizado no preparo de doces.

Por fermentar muito menos que o feijão comum, é mais facilmente digerível, reduzindo assim os fenômenos de flatulência e de dificuldade digestiva, habituais com o consumo de outros feijões.

Muito reputado como **tônico renal**, é indicado para praticamente todas as moléstias do aparelho urinário.

A seguir, transcrevo uma receita de creme de feijão azuki, do dr. Henrique Smith:

Lave e ponha de molho, de véspera, duas colheres de sopa de feijão azuki em dois copos de água. No dia seguinte, cozinhe-o em panela de pressão durante vinte minutos (dez minutos em fogo alto e depois dez minutos em fogo brando). Corte cebola, cebolinha verde e salsa bem fininhas (ao todo, uma colher de sopa). Leve ao fogo meia colher de chá de óleo de soja,

ALIMENTOS

refogue os temperos cortados e depois junte-os ao feijão. Deixe cozinhar um pouco e, em seguida, com a panela aberta, junte um punhado pequeno de sal. Mexa com uma colher de pau até a água desaparecer e formar um creme.

Para o simples caldo de feijão azuki, ferva os grãos na proporção de uma colher de sopa para dois litros de água até que se reduza a um litro, pela ebulição.

GOIABA

É o fruto da goiabeira (*Psidium guajava*), árvore originária do Brasil, onde vegeta em quase todo o território. *Koiab*, em tupi, significa "sementes aglomeradas".

A goiaba, mais verde do que madura, é riquíssima em vitamina C. Apresenta ainda várias ações terapêuticas, entre as quais destaca-se:

- *Antidiarréica* - Esta ação é obtida de forma mais acentuada pelo emprego da fruta sem casca e sem sementes. Pode-se comê-la ao natural ou utilizar o seguinte produto: macerar a goiaba verde em máquina de moer carne, cozinhá-la em água durante quinze minutos e, em seguida, coar a massa gelatinosa em um guardanapo.
  As folhas da goiabeira e os brotos da fruta, em chá preparado por decocção, também apresentam boa ação contra diarréias.
- *Prevenção de câncer da próstata* - Pelo fato de conter licopeno, da mesma forma como acontece com o tomate e a melancia, a goiaba vermelha atua na prevenção do câncer da próstata.

O QUE É BOM SABER

Também em virtude de sua riqueza em licopeno, a goiaba vermelha age **diminuindo o mau colesterol e os triglicérides**, ao mesmo tempo em que **aumenta o bom colesterol**, atuando na **prevenção de doenças coronarianas**.

LIMÃO

Além das numerosas e conhecidas aplicações culinárias e medicinais, o limão (*Citrus limon*), fruta de origem indiana, tem **excelente ação desodorizante**. No caso do preparo de peixes ou outros alimentos cujo cheiro costuma impregnar as mãos, basta esfregá-las com algumas gotas do suco de limão para que o odor desapareça.

Algumas gotas desse suco, colocadas nas axilas, substituem com vantagens os desodorantes comuns.

Cuidado, entretanto, para não deixar que as partes molhadas com o limão entrem em contato com o sol, pois isso poderá provocar o aparecimento de feias manchas (fitofotodermatoses).

LINHAÇA

Por se tratar da semente do linho (*Linum usitatissimum*), falar em "semente de linhaça" não tem sentido, uma vez que ela é a própria semente.

Existem dois tipos de linhaça: a preta e a dourada. A primeira é encontrada em regiões de clima quente, como o Brasil, enquanto a segunda nasce em regiões de clima frio, como o Canadá e o norte dos Estados Unidos.

Devido ao seu elevado teor de ácidos graxos ômega-3, a linhaça é muito eficaz em **baixar o mau colesterol**, contribuindo

ALIMENTOS

assim para a **diminuição do risco de aterosclerose e de doenças cardiovasculares**.

Os ácidos graxos ômega-3 são um tipo de gordura poliinsaturada encontrada profusamente em alguns alimentos. Dentre esses ácidos graxos destacam-se os designados como EPA e DHA. Este último apresenta também grande importância na **prevenção de numerosas doenças oculares** (principalmente as da retina), bem como **da depressão e do mal de Alzheimer**. Atua também **dificultando a ocorrência de tromboses e diminuindo a viscosidade do sangue** ("afina o sangue").

Ademais, a linhaça **fortalece o sistema imunológico, atenua os sintomas da menopausa e diminui a probabilidade de incidência de câncer na próstata**.

Outras boas fontes de ácidos graxos ômega-3 e, portanto, com as mesmas ações benéficas da linhaça são: salmão, arenque, atum fresco, sardinha, cavalinha, bacalhau, truta e outros peixes habitantes de águas bem frias.

A linhaça costuma ser consumida sob a forma de farinha, obtida pela moagem de seus grãos, podendo ser acrescentada a frutas, leite, iogurte e pratos diversos. Pode também ser utilizada – quer a farinha, quer os grãos – no preparo de pães, bolos e biscoitos.

Como os ácidos graxos ômega-3 não são formados pelo organismo, necessitam vir de fora, por meio da alimentação. Assim, para evitar a ocorrência das moléstias anteriormente assinaladas, recomenda-se a ingestão constante e generosa dos alimentos que os contêm.

MAXIXE

É o fruto do maxixeiro (*Cucumis anguria*), planta provavelmente originária da Ásia e encontrada em vários estados do Brasil.

O zinco, elemento de fundamental importância no crescimento humano, não é habitualmente encontrado em alimentos vegetais. O maxixe constitui exceção: por ser rico nesse mineral, é de **grande valor na alimentação de crianças e adolescentes**.

MEL

Produto de extraordinário valor nutritivo, é rico em vitaminas, sais minerais, enzimas digestivas, ácidos orgânicos, pólen e numerosas outras substâncias – algumas das quais só existentes nele.

Contra **tosse** de qualquer natureza, tem-se usado com muito sucesso o seguinte preparado:

Cortar beterraba crua e/ou abacaxi em rodelas bem finas, cobri-las com mel, acrescentar extrato de própole (de dez a cem gotas, dependendo da idade da pessoa) e deixar à noite ao relento, protegendo com um pano leve, como gaze, para evitar a entrada de insetos e pó. No dia seguinte, tomar, às colheradas, o líquido que se formou.

· ·

Geralmente, o mel é produzido pelas abelhas com base no néctar das flores; nem sempre, entretanto, isso acontece. Os insetos podem, por exemplo, formar mel usando líquidos açucarados que exsudam de troncos de árvores (bracatinga, entre outras). As abelhas podem também pousar na cana-de-açúcar moída ou no caldo da cana (garapa), formando, a partir daí, mel de excelente qualidade: o mel de cana, rico em ferro totalmente absorvível, com ótimos resultados no tratamento das **anemias por carência de ferro** (a garapa e o melado de cana têm resultados semelhantes).

ALIMENTOS

O mel de cana apresenta cor escura, quase preta – quanto mais escuro o mel, mais rico é em sais minerais.

MELANCIA

Originária da Ásia, esta planta (*Citrullus vulgaris* / *Cucurbita citrullus*) apresenta muitas variedades, sendo a mais comum a de polpa vermelha.

Por conter licopeno, atua eficazmente na **prevenção do câncer de próstata**, do mesmo modo que o tomate e a goiaba vermelha. Pela mesma razão, age **diminuindo o mau colesterol e os triglicérides** e **aumentando o bom colesterol**, contribuindo assim para a **prevenção de doenças coronarianas**.

O chá preparado com a casca desta fruta **combate as cistites (infecções da bexiga)**. Suas sementes secas e trituradas têm ação semelhante.

PEIXES

Durante muito tempo, sofreram injusto descrédito por sua ingestão estar ligada a idéias de penitência, jejum, abstinência e sacrifício. Sabe-se, entretanto, que constituem ótima fonte nutritiva, muito rica em nutrientes de vários tipos – proteínas, vitaminas e minerais.

Os peixes de água bem fria, por exemplo, são muito ricos em ácidos graxos ômega-3. E, como tais ácidos não são formados pelo organismo humano, precisam vir de fora, por meio da alimentação.

São de extrema importância para o organismo, pois sua ingestão **diminui o mau colesterol (LDL) e os triglicérides sanguíneos**, agindo, dessa forma, na **prevenção da aterosclerose**

O QUE É BOM SABER

e dos **problemas cardiovasculares**. Além disso, atuam também na **prevenção de numerosas doenças oculares** (particularmente da retina), **da depressão** e **do mal de Alzheimer**. Esses ácidos também **reduzem a possibilidade de tromboses** e **diminuem a viscosidade do sangue** ("afinam o sangue").

Para que os ácidos graxos ômega-3 sejam totalmente absorvidos pelo organismo, os peixes devem ser consumidos crus ou serem assados ou cozidos de leve; fritos perdem cerca de 75% dessa substância.

Exemplos de peixes ricos em ácidos graxos ômega-3: cavalinha, truta, arenque, sardinha (fresca ou enlatada), atum, salmão, anchova.

ROMÃ

É o fruto da romãzeira (*Punica granatum*), árvore com dois a cinco metros de altura originária da Europa.

A casca da fruta, adstringente, é utilizada com sucesso no preparo de chás para tratamento de **diarréias**. Para **inflamações da boca, gengivas e garganta** (**estomatites**, **gengivites**, **faringites**, **amidalites**), recomendam-se bochechos e/ou gargarejos várias vezes ao dia com infusão preparada com meio litro de água fervente e 25 gramas de flores da planta. Para a mesma finalidade, pode também ser utilizada infusão feita com as cascas de romã.

SOJA / FEIJÃO-SOJA

Esta leguminosa (*Glycine hispida*), originária da China e do sul do Japão, países em que é cultivada há milênios, foi introduzida na América, mais precisamente nos Estados Unidos, em 1890.

ALIMENTOS

Riquíssima em nutrientes – proteínas de alto valor biológico, gorduras não-saturadas, lecitina, vitaminas e sais minerais –, a soja dá origem a mais de cinqüenta produtos alimentares, como: missô (pasta fermentada de soja e arroz), shoyu (molho de soja), tofu (queijo de soja), tamari (molho tradicional de soja), seitan (carne de soja), margarina, leite, pão etc.

Os grãos de soja são muito ricos em substâncias chamadas isoflavonas, que **diminuem a taxa de colesterol e de triglicérides, mineralizam os ossos, aliviam os sintomas da menopausa** e **apresentam atividade anticancerígena** – particularmente em relação aos cânceres de próstata, reto, cólon, estômago, mama, pulmão e útero. O óleo e os molhos de soja não contêm isoflavona.

Em casos de alergia ao leite animal, é largamente difundido o uso do leite de soja, o qual, entretanto, é pobre em cálcio; por isso, as crianças que o consomem devem receber suplementação extra desse mineral.

Por ser rica em lecitina, a soja é considerada também um **bom tônico para os nervos**.

Com baixo teor de purina, ao contrário das demais leguminosas, a soja é inofensiva para artríticos e gotosos.

Estudos realizados na Universidade do Vale do Rio dos Sinos (Unisinos), em São Leopoldo, Rio Grande do Sul, por Virgínia Dias, mostram que utilizar soja como recheio de chocolate meio amargo reduz a produção de radicais livres, o que retarda o envelhecimento e ajuda a prevenir doenças cardíacas. E mais: o chocolate preparado assim não gera ganho de peso, não engorda.

TOMATE

É o fruto do tomateiro (*Solanum lycopersicum*), erva natural da América do Sul da qual existem numerosas variedades.

Além de muito rico em vitaminas e minerais, sobretudo magnésio, o tomate apresenta uma série de propriedades medicinais: é diurético, laxativo e, em aplicações locais, remove calos e verrugas, assim como atua sobre abscessos e furúnculos. Também lhe são atribuídas outras tantas propriedades, dentre as quais destacam-se:

- **Ação preventiva contra o câncer da próstata.** O tomate, principalmente se cozido, sob a forma de molho, catchup ou extrato, é rico em um pigmento chamado licopeno, o qual tem demonstrado acentuada ação protetora contra esse câncer. Tal pigmento com essa ação protetora é encontrado também na goiaba vermelha, melancia e em outras frutas vermelhas.
- O licopeno existente no tomate e nas frutas anteriormente referidas atua também na **diminuição do teor do mau colesterol e dos triglicérides**, bem como no **aumento do bom colesterol**, contribuindo assim na **prevenção das doenças coronarianas**.

TRIGO GERMINADO

Durante a fase de germinação ocorrem numerosas transformações nos grãos, tornando-os alimentos admiráveis:

- Produzem-se enzimas que facilitam a digestão e a assimilação dos hidratos de carbono, proteínas e gorduras.
- Realiza-se síntese de numerosas vitaminas, particularmente A, B e C.
- Liberam-se minerais, que não seriam absorvidos pelo organismo de outra maneira.

ALIMENTOS

Numerosíssimos grãos podem ser germinados para a alimentação humana. Dentre todos, o principal é o trigo, considerado o carro-chefe, o porta-estandarte de todos os grãos germinados.

De fato, o trigo germinado, além das propriedades gerais dos grãos em fase de germinação, promove o **bom funcionamento intestinal, embeleza a pele e os cabelos, evita o envelhecimento precoce** e **ativa todas as faculdades intelectuais** (memória, clareza e rapidez de raciocínio).

Para se proceder à germinação do trigo, colocar numa vasilha os grãos lavados – de preferência, provindos de cultivos sem agrotóxicos e pesticidas – e adicionar água em quantidade suficiente para cobri-los. No dia seguinte, escorrer a água e manter por mais um dia os grãos apenas úmidos, sem acrescentar água. No terceiro dia, notam-se pequenos pontos brancos nos grãos: é o início da germinação e já podem ser comidos (convém conservá-los em geladeira). Podem ser ingeridos puros e crus, com mel, leite, saladas etc., sem ir ao fogo.

UMEBOSHI

A ameixinha umeboshi atua eficazmente sobre um grande número de males, sendo considerada uma verdadeira minifarmácia. Suas notáveis ações explicam-se pelo fato de apresentar uma combinação perfeita dos dois princípios fundamentais de energia: *yin* e *yang* – *yin* em alto grau no ácido cítrico da fruta e *yang* no sal marinho que a ela é acrescentado quando ainda está verde, não amadurecida.

Deve-se colocar o umeboshi diretamente na boca, chupando-o lentamente. Ou ainda desmanchá-lo numa xícara de banchá bem quente e tomar em pequenos goles.

O QUE É BOM SABER

Não é indicado para hipertensos nem para crianças de tenra idade, abaixo de 3 anos.

O umeboshi, além de **altamente nutritivo, tem ação antiséptica, evita e combate a fadiga, é desintoxicante, impede o envelhecimento precoce e combate o mau hálito**. Também é empregado com **muito sucesso em casos de mal-estar gerado por excesso de bebidas alcoólicas** (ressaca) **e de alimentos** (sensação de empanzinamento, de desconforto abdominal, flatulência, náuseas). **Atua sobre sintomas digestivos em geral.**

YAKON / BATATA YAKON

Planta semi-arbustiva que pode atingir até dois metros de altura, o yakon (*Polymnia sonchifolia*) é uma batata grande, de aspecto bem semelhante ao de uma batata-doce. Suas raízes têm profundidade média de trinta centímetros, são de cor amarelo-alaranjada e contêm numerosos minerais e vitaminas, sendo portanto bastante nutritivas.

Natural da região andina da América do Sul (Peru e Equador), o yakon começou a ser estudado no Japão a partir de 1985. As Universidades de Fukushima e de Tóquio comprovaram sua **atividade antidiabética** tanto na raiz quanto nas folhas do vegetal.

Como também **atua baixando a pressão arterial**, é indicado para pessoas hipertensas.

A raiz, com gosto de pêra e paladar agradável, pode ser comida crua (pedaço da espessura de um dedo), pura ou em saladas. Pode também ser utilizada frita, assada ou refogada.

O chá é preparado colocando-se duas ou três colheres de sopa das folhas secas em meio litro de água fervente. Tomar uma xícara duas ou três vezes ao dia.

ATIVIDADES FÍSICAS

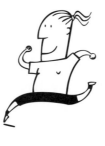

ATIVIDADES FÍSICAS

ALONGAMENTO [1]

É a modalidade de atividade física que se destina a aumentar a extensão da fibra muscular e a flexibilidade das articulações. Relaxa o corpo e a mente, melhorando circulação, oxigenação, nutrição e organização da fibra muscular.

Todo animal conhecido como "irracional" mantém-se alongado constantemente. Observe-se, por exemplo, um animal doméstico: ao deitar-se, levantar-se, correr ou parar, ele se alonga.

Ao contrário desses animais, o homem, devido aos estresses da vida moderna e ao excesso de afazeres a que se impõe, passa a não sentir as necessidades básicas de seu corpo. E a necessidade de alongamento é constante, principalmente antes e depois de atividades físicas que exigem muito do corpo, seja por tempo, força, repetição, postura etc.

Para se alongar, tracione o músculo no sentido contrário ao que ele se direciona quando se contrai. Com suavida-

---

[1] Este verbete foi escrito por Ruben César Caethano da Silva, salva-vidas e massagista.

de, leve o músculo ao ponto de extensão, sem que haja dor. Mantenha-se relaxado, não prenda a respiração e permaneça nessa posição de vinte a trinta segundos. Em seguida, repita o movimento com o membro oposto, com a mesma intensidade e duração.

Todas as pessoas, em qualquer idade, devem fazer alongamento, idealmente acompanhadas por um educador físico ou um fisioterapeuta. Quem apresentar alguma deficiência física, tiver sofrido um acidente ou se submetido a cirurgia recentemente deve consultar um médico.

CONDUTA NOS TRAUMAS MUSCULARES [2]

Considerando as lesões diretas mais comuns – contusão, estiramento e laceração –, depara-se com quadros de gravidades variadas, relacionadas com a energia do trauma.

São sinais e sintomas presentes num traumatismo muscular: **dor** durante a realização de movimentos ativos ou passivos (eventualmente até em repouso); **edema** (inchaço); **equimose** (vermelhidão por sangramento capilar superficial); **hematoma** (coleção de sangue causada por sangramento dentro dos músculos ou entre eles); **limitação dos movimentos** devido a um aumento de sensibilidade do músculo, ocasionada pela lesão; **espasmo e contração** pela presença do hematoma.

Por ocasião de um trauma agudo, sugerem-se as seguintes medidas:

---

[2] Este verbete foi escrito pelo dr. Giancarlo de Santis Pecora, médico ortopedista.

ATIVIDADES FÍSICAS

- *Repouso* - notadamente no que concerne às atividades esportivas, promove alívio da dor, assim como facilita a cicatrização de eventual injúria do tecido.
- *Elevação* - a elevação do membro afetado pode auxiliar tanto na prevenção do edema quanto em sua reabsorção.
- *Termoterapia* - o uso adequado de gelo reduz o edema, diminui a extensão do tecido lesado, alivia o espasmo e o quadro inflamatório, reduzindo a dor e o tempo de incapacidade.

  Devem-se aplicar bolsas geladas no local da dor, por pelo menos dez minutos, três vezes ao dia, evitando contato direto com a pele. Nas primeiras 24 horas que sucedem o trauma, podem ser feitas aplicações de quinze minutos, com dez minutos de intervalo.

  Passado esse período, pode-se começar a reabsorção do hematoma optando pela aplicação de contraste – gelo e compressas quentes. Inicia-se com tempo de gelo quatro vezes maior que o de calor, igualando as exposições no fim do período (24 horas).

  O calor como forma isolada de tratamento deve ser evitado nas primeiras 24 horas de um trauma agudo, assim como em regiões do corpo anestesiadas ou em feridas sangrantes.
- *Fisioterapia* - após as 48 horas iniciais do trauma, podem-se empregar medidas complementares, eventualmente necessárias de acordo com a gravidade da lesão e do processo evolutivo do quadro. Por exemplo, a utilização de ondas curtas e/ou ultra-som, bem como de cinesioterapia por meio de contrações isométricas sem resistência.
- *Tratamento medicamentoso* - pode ser feito com o emprego de antiinflamatórios e/ou relaxantes musculares. A liberação para o retorno da prática de atividades esportivas fica a critério do profissional especializado, o médico ortopedista.

O QUE É BOM SABER

EXERCÍCIOS AERÓBIOS E ANAERÓBIOS [3]

(*Ver também* MUSCULAÇÃO)

- **Aeróbio** significa, literalmente, "com oxigênio". É um exercício de fraca intensidade e longa duração — acima de três minutos —, como nadar ou correr. Popularmente, diz-se aeróbico ou aeróbica (quando se refere à ginástica). Todo exercício com muitas repetições e longa duração pode ser classificado como aeróbio. A freqüência cardíaca não ultrapassa 120 por minuto.

  O termo foi introduzido na literatura desportiva pelos trabalhos científicos do dr. K. Cooper (1968).

- **Anaeróbio**, por sua vez, quer dizer "sem a presença de oxigênio", isto é, com débito de oxigênio. Por exemplo, as corridas de cem, duzentos e quatrocentos metros — esforços de curta duração e de grande intensidade. A pulsação atinge 180/190 batimentos por minuto e o exercício tem duração de alguns segundos a dois minutos.

· · · · · · · · · · · · · · · · · · · ·

Os fisiologistas do exercício físico, por meio de inúmeras pesquisas e trabalhos científicos, comprovam que o exercício aeróbio promove no organismo humano várias adaptações fisiológicas desejáveis:

---

[3] Este verbete, bem como o verbete MUSCULAÇÃO, foi escrito por Luís Roberto Zuliani, mestre em educação física e doutor em educação pela USP.

ATIVIDADES FÍSICAS

- Aumenta a possibilidade de oxigenar melhor o corpo todo. Trabalha grandes grupos musculares. O sangue fica mais bem capacitado a transportar oxigênio.
- Aumenta a resistência cardiorrespiratória. Com o corpo em repouso, o coração bombeia cinco litros de sangue a cada minuto, ao mesmo tempo em que cinco a oito litros de ar são inalados pelos pulmões. Contudo, a construção do coração permite que ele bombeie de quinze a vinte litros ou mais de sangue por minuto, enquanto a ventilação pulmonar pode exceder o triplo por minuto.
- Facilita a perda e a manutenção do peso corporal.
- Diminui a freqüência cardíaca em repouso: o coração trabalha economicamente.
- Retarda o envelhecimento, cuja maior ameaça não é o processo em si, mas a inatividade que o acompanha.
- Aumenta o nível de lipoproteína de alta densidade (HDL). Desenvolve mecanismo protetor contra depósitos lipídicos nas paredes dos vasos sanguíneos.
- Diminui o colesterol total do sangue, os triglicérides e as lipoproteínas de baixa densidade (LDL).
- Melhora a digestão e a prisão de ventre.
- Melhora a produtividade e a capacidade intelectual.
- Melhora a qualidade do sono.
- Auxilia no controle da depressão e de outros distúrbios emocionais.
- Alivia o estresse ao final de um dia cheio de tensão e ajuda a evitar o uso de álcool e drogas.
- Protege o organismo contra doenças cardiovasculares – o risco de infarto é até 70% menor.
- Diminui a pressão arterial.
- Fortalece o coração e os pulmões.

- Melhora a auto-estima, a auto-imagem e o autoconceito.
- Aumenta o volume total de sangue no organismo.
- Aumenta a taxa total de hemoglobina e enzimas metabólicas dos capilares e mitocôndrias.
- Permite usar glicogênio muscular e gorduras como fonte de energia.
- Aumenta a quantidade de endorfina (hormônio responsável pelas sensações de euforia e bem-estar), bem como de serotonina e dopamina (hormônios que combatem a ansiedade e a depressão). Diminui o cortisol.
- Promove no organismo adaptações morfológicas, funcionais, endócrinas e mentais de importância fundamental para o bem-estar e melhor qualidade de vida.
- Tem efeito benéfico e direto sobre o cérebro e o sistema endócrino.
- Intensifica o fluxo sanguíneo cerebral e do sistema endócrino. Estimula novas ramificações de células cerebrais.
- Aumenta o volume sistólico por causa do aumento do volume ventricular e da contratilidade aumentada do miocárdio.

Esses benefícios foram constatados pelas pesquisas científicas dos seguintes fisiologistas, no período de 1960 a 2004: H. Reindell e H. Mellerowicz, da Alemanha; K. Cooper, M. L. Pollock, J. Wilmore e S. Fox, dos Estados Unidos; e V. Barbanti, do Brasil.

HIDROGINÁSTICA

"Não posso fazer hidroginástica porque não sei nadar."

"Não posso fazer hidroginástica porque sou muito velho."

ATIVIDADES FÍSICAS

"Não posso fazer hidroginástica porque tenho problemas de saúde."

"Não posso fazer hidroginástica porque não tenho tempo."

Essas são as desculpas mais freqüentes de quem não quer praticar hidroginástica. Todas elas facilmente rebatidas:

- Para a prática de hidroginástica, não é preciso saber nadar, uma vez que seus praticantes seguram-se à borda da piscina, ou, quando ficam de pé, sem segurar na borda, a água atinge-lhes no máximo a altura dos ombros. Tais considerações anulam também a desculpa de "medo exagerado da água".
- Pessoas de qualquer idade ou condição podem praticar hidroginástica: crianças, jovens, velhos, gordos, magros, grávidas – basta que tenham idade suficiente para permanecer de pé na piscina.
- São muito raros os problemas de saúde que impedem a realização de hidroginástica. Se tiver dúvida a respeito, consulte seu médico. Aliás, não só para hidroginástica, mas para iniciar a prática de qualquer modalidade esportiva é aconselhável exame e orientação médicos, particularmente em pessoas com mais de 35 anos de idade.
- Quanto à falta de tempo, basta dizer que cada sessão de hidroginástica dura apenas de 30 a 45 minutos, devendo ser executada de três a cinco vezes por semana. Vale a pena "perder" esse tempinho para manter a saúde em forma, não é?

. . . .

Benefícios reais e comprovados da hidroginástica:

- Reduz a possibilidade do aparecimento de problemas cardíacos e circulatórios.
- Aumenta a resistência à fadiga.
- Retarda o envelhecimento.
- Dificulta o aparecimento de varizes e, quando já existentes, contribui para sua melhora, por causa da massagem que a água em movimento realiza sobre o corpo. Pela mesma razão, ativa as circulações sanguínea e linfática periféricas.
- Dificulta o aparecimento de problemas de coluna e contribui para sua melhora, quando já existentes.
- Aumenta a força muscular.
- Melhora a aparência e, por conseguinte, a auto-estima.
- Evita o aparecimento de traumas e lesões ortopédicas, comuns em outras modalidades esportivas.

Além de todos esses benefícios, após o término de uma sessão de hidroginástica, você não terá a desagradável e incômoda sensação de suor pelo corpo: nos exercícios aquáticos, a água o remove à medida que ele vai sendo produzido.

A hidroginástica também lhe trará a oportunidade de conhecer mais pessoas e fazer novos e bons amigos.

IOGA

Esta filosofia milenar, originada há mais de cinco mil anos na Índia, foi transmitida por tradição oral até meados do ano 400 a.C., quando Patanjali a codificou nos *Yoga Sutra*. A criação da ioga é atribuída à deusa Shiva, habitualmente representada dentro de um círculo de fogo, cujo signifi-

ATIVIDADES FÍSICAS

cado é ir além das aparências e procurar descobrir a essência daquilo que está em volta.

A palavra *ioga*, com origem no sânscrito, é do gênero masculino: o ioga. Literalmente, pode ser traduzida como integração e união, e visa à auto-realização espiritual, à integração mente-corpo. Tem o poder de liberar a circulação da energia vital, o *prana*, e equilibrar os oito grandes centros de energia, chamados *chacras* – dos quais três estão relacionados com as necessidades físicas do organismo e cinco, com a esfera espiritual.

Sua prática se tornou regular na década de 1960, ganhando rapidamente grande legião de adeptos: hoje em dia, são cerca de quinze milhões nos Estados Unidos e por volta de cinco milhões no Brasil.

Entre as numerosíssimas formas de ioga, podem-se citar:

- **Hatha ioga** - do conhecimento físico.
- **Raja ioga** - da paz espiritual.
- **Karma ioga** - da ação, do trabalho.
- **Bhakti ioga** - da abstenção, da renúncia.
- **Jnana ioga** - do caminho filosófico.

Já entre as técnicas mais utilizadas, destacam-se:

- **Asanas** - os exercícios físicos.
- **Pranayamas** - os exercícios respiratórios.
- **Ioganidra** - que conduz à serenidade.
- **Meditação** - que ensina a observar e a conhecer a si mesmo de forma mais intensa, combatendo a ansiedade, colocando-se em contato com o eu mais profundo.

45

Ioga, portanto, não são apenas exercícios físicos destinados a melhorar a saúde e o bem-estar. Muito mais do que isso, é uma prática filosófica que abrange exercícios físicos (as chamadas posturas), controle da respiração (*pranayamas*), meditação e devoção. "Ioga é equilíbrio" (*Bhagavad Gita*).

Equilibrando mente e corpo, **ajuda a combater o estresse, dores no corpo, melhora a resistência cardiorrespiratória, o tônus muscular, a postura e a aparência**. Também **alivia os distúrbios da menopausa, ajuda a combater a insônia, diminui a aterosclerose, aumenta a vitalidade, impede o envelhecimento precoce** e **aumenta a flexibilidade**. Ensina como respirar, relaxar, concentrar-se, manter serenidade, a trabalhar os músculos e os órgãos internos. **Tem ação desintoxicante, ajuda a controlar a pressão arterial,** a **perder peso** e a **diminuir a taxa de colesterol**, além de **promover acentuado bem-estar físico, mental e espiritual**.

MUSCULAÇÃO

(*Ver também* EXERCÍCIOS AERÓBIOS E ANAERÓBIOS)

Refere-se ao trabalho direcionado para a estrutura muscular, com pesos, halteres e outros aparelhos, ou utilizando o próprio peso do corpo. Enquanto os exercícios aeróbios e anaeróbios têm como finalidade o treinamento dos sistemas cardiovascular e respiratório, a musculação visa aos sistemas muscular e articular.

Um plano de treinamento físico equilibrado deve comportar exercícios aeróbios, anaeróbios, de musculação, de flexibilidade, de alongamento e também de meditação.

46

ATIVIDADES FÍSICAS

Para o treinamento de musculação, pode-se usar o sistema piramidal, aprovado pelo Centro de Estudos e Ciências da Atividade Física, do Hospital das Clínicas da Faculdade de Medicina da Universidade de São Paulo. J. M. Santarém, médico fisiatra, sugere, na terceira idade, executar doze, dez e oito repetições com um minuto de intervalo entre elas.

O método consiste em realizar três séries de 1×12, 1×10 e 1×8 com aumento gradual de peso, de maneira que o exercício seja confortável. Todos os exercícios em aparelhos ou com peso livre terão sempre doze, dez e oito repetições, o que possibilitará o controle da percepção de sua intensidade. Outros métodos podem ser utilizados dependendo dos interesses, possibilidades e limitações do praticante. Nunca esquecer que exercícios de alongamento muscular e respiratório devem acompanhar toda sessão de treinamento, antes da prática e ao seu final.

É fundamental fazer um *check-up* médico completo antes de começar o treinamento físico e seguir a orientação de um professor de educação física.

Os exercícios de força muscular (livres ou em aparelhos ergonomicamente desenvolvidos), modernamente denominados "exercícios resistidos", promovem no organismo humano numerosas adaptações fisiológicas, dentre as quais destacam-se:

- Fortalecem a musculatura de maneira global e, em particular, a da coluna paravertebral (a maioria dos casos de dores nas costas tem como causa principal a flacidez dessa musculatura).
- Melhoram a flexibilidade articular, estimulando o tecido conjuntivo e aumentando sua elasticidade.
- Aumentam a massa óssea, combatendo de maneira direta a osteoporose, que constitui um dos problemas cruciais das mulheres após a menopausa.

- Aumentam os níveis de endorfina e reduzem o cortisol, contribuindo para o bem-estar psicológico.
- Aumentam a auto-estima, a autoconfiança e o autoconceito.
- Fortalecem os músculos, tendões, cartilagens, ligamentos e ossos.
- Melhoram a coordenação muscular, possibilitando maior equilíbrio e segurança nos movimentos do cotidiano.
- Em diversos tipos de impactos ou quedas, protegem os sistemas articular, muscular e ósseo.
- Melhoram a flexibilidade, o que constitui um dos importantes fatores de segurança, pois auxilia na prevenção de acidentes.

Força, flexibilidade e resistência cardiovascular compõem o tripé da saúde dinâmica.

PILATES

Criado na Primeira Guerra Mundial pelo alemão Joseph Pilates, este método, que mescla ioga, meditação e diversos exercícios físicos, vem ganhando grande difusão graças aos bons resultados obtidos e à propagada ausência de contra-indicações.

Os exercícios do método Pilates baseiam-se fundamentalmente na postura e na respiração corretas, sendo realizados diretamente no solo ou em equipamentos especiais que visam a oferecer resistência aos movimentos. As sessões são sempre individuais ou em grupos pequenos, para atender às necessidades e às limitações de cada praticante. Pelo fato de dificilmente causar lesões e evitar o desgaste físico, o método é muito bem aceito entre os idosos.

ATIVIDADES FÍSICAS

Como benefícios atribuídos ao Pilates, citam-se: **melhora da circulação sanguínea e da capacidade respiratória, correção de desvios posturais, melhora da flexibilidade, alívio de dores musculares e do estresse, melhora da fadiga, aumento da coordenação motora.**

HÁBITOS ALIMENTARES

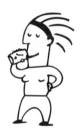

HÁBITOS ALIMENTARES

ALIMENTAÇÃO COLORIDA[4]

Verde, branco, marrom, vermelho, amarelo, laranja... Use essas cores naturais em todos os seus tons! Misture-as incluindo vegetais e frutas em sua dieta e viva melhor.

Uma orientação simples para uma alimentação saudável e equilibrada é montar e elaborar as refeições com base em combinações de cores, enfatizando uma apresentação agradável do prato. A alimentação colorida e variada assegura não só um visual agradável e apetitoso, como também uma variedade de nutrientes importantes de que o corpo precisa diariamente. Mas é importante que o colorido seja natural, pois os alimentos coloridos artificialmente podem conter aditivos não desejáveis e pouco saudáveis.

---

4 Este verbete, bem como PIRÂMIDE ALIMENTAR, foi escrito por Maria Idati Eiró de Sá. Ela foi presidente do Conselho Regional de Nutricionistas da 3ª Região (2002/2004), diretora da Associação Paulista de Nutrição (1986/1989) e nutricionista da Nestlé Brasil Ltda. (1987/1992). Atualmente, é coordenadora acadêmica da Universidade Bandeirante de São Paulo.

O QUE É BOM SABER

A forma como uma preparação é apresentada é determinante para sentir vontade de saboreá-la. Quanto mais belo e harmônico o prato, maiores são as chances de querer experimentá-lo.

Essas combinações harmônicas de cores e tipos de alimentos influenciam adultos, crianças, idosos e até pessoas com maior inapetência. As crianças normalmente têm dificuldades em aceitar alimentos mais saudáveis; já os idosos requerem mais cuidados em função de suas dificuldades de mastigação, deglutição e digestão; e os indivíduos hospitalizados, por exemplo, têm às vezes seu apetite diminuído. Por isso, é sempre bom levar em conta que mesmo a refeição mais simples, com alimentos do cotidiano, encontrará maior aceitação se tiver uma apresentação colorida e divertida.

A alimentação adequada e colorida, da infância até a fase adulta, pode diminuir os riscos do desenvolvimento de cânceres, doenças cardiovasculares, hipertensão, diabetes, obesidade. O consumo de quantidades adequadas de cada grupo de alimentos supre as necessidades energéticas, assim como as necessidades de fibras e vitaminas minerais. Além disso, deve-se evitar o consumo de alimentos ricos em gorduras saturadas (principalmente carnes gordas), gorduras hidrogenadas, doces e refrigerantes.

Por fim, para garantir uma alimentação equilibrada e colorida, é importante que nela estejam representados todos os grupos de alimentos (ver também PIRÂMIDE ALIMENTAR).

JEJUM

É o mais eficaz meio de desintoxicação conhecido.

Se praticado regularmente e de acordo com as técnicas recomendadas, o jejum leva a um estado permanente de bem-estar físico, mental e espiritual.

HÁBITOS ALIMENTARES

Na prática do jejum podem ocorrer algumas reações desagradáveis, como mau hálito, dor de cabeça, gosto desagradável na boca, erupções cutâneas, urina carregada e de cheiro forte, sensação de frio. Tais reações costumam ser passageiras e pouco incômodas, e, de modo geral, não exigem interrupção do jejum. Por vezes, entretanto, podem ser muito intensas, obrigando sua suspensão.

Jejuns de curta duração (um dia) normalmente podem ser feitos sem acompanhamento médico. Já os de longa duração exigem supervisão de profissional experiente, pois, como afirmava Paul Carton, o jejum prolongado é arma de dois gumes: tanto pode curar quanto matar.

A duração de um jejum varia muito, indo de um até vinte dias. Os intervalos de repetição são também bastante variáveis. Preventivamente, recomenda-se a realização de jejuns de um dia a cada dez dias de intervalo. Para tanto, é de fundamental importância a técnica utilizada, atentando para os cuidados necessários pré e pós-jejuns.

Antes de realizá-lo, é preciso fazer uma "pré-desintoxicação" do organismo. Numa primeira etapa, abolir completamente os produtos animais (carnes, vísceras, peixes, ovos, leite e derivados).

Na etapa seguinte retiram-se da dieta todos os excitantes (chá, café, tabaco, açúcar, álcool, chocolate, sal, produtos químicos), bem como óleos e gorduras aquecidas.

Na terceira etapa são abolidos óleos crus e gorduras cruas, como as encontradas nos frutos oleaginosos (nozes, avelãs, castanhas-do-pará, macadâmias, amendoins, amêndoas, pistaches).

Na etapa seguinte retiram-se frutas cozidas e legumes cozidos.

Finalmente, na última etapa, são abolidas as misturas de frutas e legumes, mesmo crus: devem ser ingeridos apenas separadamente.

O QUE É BOM SABER

Após cumprirem-se todas essas etapas, chega-se ao jejum, durante o qual se pode tomar água à vontade, bem como chás de ervas e sucos puros de frutas frescas.

O modo de encerramento do jejum também é de fundamental importância. Nele, todas as etapas do pré-jejum devem ser observadas, em sentido inverso: primeiro, introduzir as misturas de frutas e legumes frescos; em seguida, as frutas e legumes cozidos; depois, as gorduras e os óleos crus; e assim por diante, até chegar à última etapa (a primeira do pré-jejum).

O tempo de duração de cada etapa depende da extensão do próprio jejum.

Jejum de um dia: cada uma das etapas do pré e do pós-jejum corresponderá a apenas uma refeição. Dois dias de pré-jejum (uma etapa por refeição, ou seja, três etapas por dia). Da mesma forma, dois dias de pós-jejum (reintroduzindo os alimentos em ordem inversa à de sua retirada).

Jejum de doze dias: dezoito dias decrescendo, realizando uma etapa a cada três dias. Igualmente, dezoito dias de realimentação (uma etapa a cada três dias).

MASTIGAÇÃO

Uma boa mastigação é base indispensável para que os alimentos sejam bem triturados — afinal, a única parte do corpo humano provida de dentes é a boca — e bem impregnados de suco digestivo, a saliva. Esta, por sua vez, contém um fermento, a ptialina, de fundamental importância para a digestão química dos hidratos de carbono.

Parafraseando Confúcio e Gandhi, pode-se dizer que "devemos mastigar os alimentos líquidos e beber os sólidos".

HÁBITOS ALIMENTARES

A mastigação cuidadosa é fundamental para uma **boa digestão**. Além disso, mastigando bem os alimentos, **as pessoas satisfazem-se com quantidades menores, evitando sobrecarga digestiva** e **ganho excessivo de peso**, que pode levar à obesidade.

No início do século XX, Horace Fletcher, acometido de grave enfermidade, conseguiu curar-se mastigando lenta e cuidadosamente os alimentos. Publicou vários livros sobre o assunto, chegando a fundar uma "associação de mastigadores".

PIRÂMIDE ALIMENTAR

A pirâmide alimentar desenvolvida pelo departamento de agricultura americano é um guia para uma dieta equilibrada e uma alimentação saudável. Existem diversas variações desta pirâmide, mas o princípio utilizado é o mesmo: uma orientação simples e fácil para que cada um escolha seu cardápio, de forma a obter todos os nutrientes necessários em suas devidas quantidades.

Os alimentos dispostos na base da pirâmide (pães, massas, cereais) devem ter uma participação maior no total de calorias da alimentação, ao contrário dos que se encontram no topo da pirâmide (doces e gorduras), que devem contribuir com a menor parte das calorias. Todos os grupos de alimentos dispostos ao longo da pirâmide são fontes de nutrientes específicos e, por isso, precisam ser incluídos na dieta.

Os alimentos devem ser consumidos em ordem decrescente, como se observa a seguir, nas quantidades de porções sugeridas, podendo variar conforme necessidades especiais ou sugestões de melhor aproveitamento alimentar:

O QUE É BOM SABER

- *Cereais, pães, arroz e massas* (seis a onze porções ao dia) - são os responsáveis por gerar energia (combustível) para que o organismo possa realizar suas funções diárias. Compõem-se dos carboidratos complexos, como farinhas, pães, tubérculos, massas, cereais. Deve-se dar preferência aos cereais integrais.
- *Vegetais* (três a cinco porções ao dia) e *Frutas* (duas a quatro porções ao dia) - são legumes, frutas e verduras, alimentos que fornecem vitaminas, minerais e fibras.
- *Carnes, peixes, aves, ovos, feijão e nozes* (duas a três porções ao dia) e *Leite, iogurte e queijos* (duas a três porções ao dia) - são responsáveis pela construção dos novos tecidos, tanto por seu crescimento quanto pela reparação de seu desgaste natural. Ricos em ferro e vitaminas B6 (pirixodina) e B12 (cianocobalamina), sua ingestão, nas quantidades adequadas, tem efeito preventivo às anemias ferropriva e megaloblástica. O grupo dos leites é o maior fornecedor de cálcio, mineral envolvido na formação de ossos e dentes, na contração muscular e na ação do sistema nervoso.
- *Açúcares e gorduras* - são pobres em relação ao valor nutritivo e, por isso, considerados calorias vazias. Os doces devem ser consumidos com moderação. As gorduras, por sua vez, são necessárias em uma quantidade mínima no organismo, pois realizam isolamento térmico e transportam vitaminas.

É importante adequar os diversos grupos de alimentos durante o dia e observar as atividades cotidianas e o estilo de vida. Recomenda-se a realização de quatro a cinco refeições diárias, com horários preestabelecidos, evitando o consumo de doces, frituras, refrigerantes, alimentos industrializados e outras

HÁBITOS ALIMENTARES

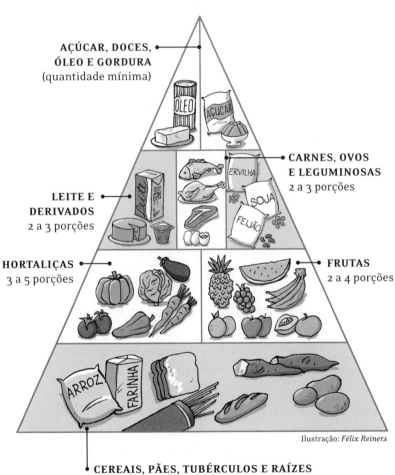

Ilustração: *Félix Reiners*

guloseimas. O desjejum é uma das principais refeições e deve contribuir com 20 a 25% da ingestão diária total de energia, particularmente do escolar.

Algumas dicas para a escolha dos alimentos, obedecendo à estrutura da pirâmide alimentar:

- *Equilíbrio* - uma dieta equilibrada incorpora as devidas quantidades dos grupos de alimentos, fornecendo calorias e nutrientes necessários. As variáveis idade, condição fisiológica, gravidez e tantas outras podem alterar o número de porções necessárias para uma dieta balanceada.
- *Variedade* - uma dieta variada inclui alimentos diferentes nos grupos da pirâmide que, juntos, atendem às recomendações nutricionais. Varie sempre os alimentos no seu dia-a-dia.
- *Moderação* - selecionar as comidas e bebidas com cuidado ajuda a controlar as calorias e quantidades de sal, gordura saturada, colesterol, açúcares refinados. Dê preferência aos cereais integrais, aos laticínios, carnes e alimentos em geral com pouca gordura. Crie opções atrativas e nutritivas para crianças e adolescentes, substituindo os tradicionais sanduíches, salgadinhos e refrigerantes.

A vantagem do uso da pirâmide alimentar é o fato de que se pode comer de tudo, tornando os hábitos alimentares mais saudáveis. E vale lembrar: como todos os grupos de alimentos são importantes para suprir as necessidades de nutrientes dos indivíduos e manter sua saúde, todos devem ser consumidos em suas quantidades adequadas – que variam de acordo com cada indivíduo.

HÁBITOS ALIMENTARES

RETENÇÃO DE FEZES E URINA

Não eliminar fezes e urina quando o organismo demonstra necessidade disso pode ser prejudicial à saúde?

Sim, a retenção de urina pode levar ao aparecimento de infecção urinária e a de fezes pode produzir moléstias anorretais como hemorróidas, fissuras e formação de divertículos.

VEGETARIANISMO

O vegetarianismo tem a origem de seu nome no latim: *vegetus*, que não significa vegetal, e sim força, vigor.

A dieta vegetariana estrita abole completamente o emprego de qualquer produto de origem animal: carne, frango, peixe, ovos, leite e derivados, e até mesmo o mel. Entre os vegetarianos estritos, encontram-se ainda os que se recusam a incluir em sua alimentação qualquer produto resultante da morte de um ser vivo: são os frugivoristas, que só consomem frutas, e os cerealistas, que não empregam senão cereais para se alimentar.

Embora minha experiência com o vegetarianismo estrito seja muito pequena, acredito que constitua dieta alimentar muito carente, possibilitando a ocorrência de problemas nutricionais sérios e exigindo sempre suplementação medicamentosa.

O que habitualmente costuma-se designar como vegetarianismo deveria ser chamado lacto-ovo-vegetarianismo, porquanto seus adeptos recusam-se a comer carne mas aceitam a ingestão de outros produtos animais, como ovos, leite e derivados. Nesta breve exposição, usarei os termos vegetarianismo e vegetarianos com o significado que habitualmente possuem, isto é, lacto-ovo-vegetarianismo e lacto-ovo-vegetarianos.

O QUE É BOM SABER

De longa data, tenho acompanhado pacientes vegetarianos – não estritos – das mais diversas idades, constatando invariavelmente serem indivíduos de excelente saúde e ótima vitalidade.

Em defesa do vegetarianismo, há numerosos argumentos de ordem médica contra o consumo de carne. Entre os principais, podem-se citar:

- Alto teor de gorduras da carne, com elevada taxa de ácidos graxos saturados, lesivos ao sistema circulatório.
- Grande quantidade de toxinas liberadas durante o abate (adrenalina, adenocromo, adrenolutina) ou formadas depois dele, na carne em decomposição (cadaverina).
- Pesticidas provenientes da ingestão de forragens ou usados para matar carrapatos.
- Antibióticos e hormônios ministrados aos animais.
- Conservantes químicos diversos, em especial nitritos e nitratos – reconhecidamente cancerígenos –, que paradoxalmente são acrescidos à carne para lhe conferir aspecto mais saudável. Sob esse aspecto, são particularmente nocivos os produtos embutidos, como mortadela, salame, copa, presunto, salsicha.
- Possibilidade de transmissão de numerosas doenças, principalmente pela ingestão de carne crua ou mal cozida.
- Produção de substâncias geradoras de ácido úrico, favorecendo a instalação de doenças degenerativas e inflamatórias, como gota e processos reumáticos.
- Ausência de fibras alimentares, favorecendo a prisão de ventre (obstipação intestinal), com possibilidade do aparecimento de variados males (hemorróidas, diverticulose, fissuras, câncer de cólon).

HÁBITOS ALIMENTARES

Quanto às restrições de ordem ética, limito-me a citar alguns dos mais ilustres vultos da Humanidade:

"Enquanto o homem continuar a ser o destruidor impiedoso dos seres animados dos planos inferiores, não conhecerá a saúde nem a paz. Enquanto os homens massacrarem os animais, se matarão entre si. Aquele que semeia a morte e a dor não pode colher a alegria e o amor." *Pitágoras*

"Virá o dia em que a matança de um animal será considerada crime tanto quanto o assassinato de um homem." *Leonardo da Vinci*

"Se quisermos nos libertar do sofrimento, não devemos viver dele e do assassínio infligido a outros animais." *Paul Carton*

O vegetarianismo não é, absolutamente, um modismo. Veja uma pequena relação de personagens ilustres – sábios, santos, artistas, governantes, literatos e cientistas –, todos vegetarianos: Albert Einstein, Albert Schweitzer, Alexis Carrel, Annie Besant, Beethoven, Bernard Shaw, Bob Dylan, Buda, Carl Segan, C. W. Leadbeater, Cervantes, Confúcio, Cuvier, Darwin, Descartes, Diógenes, Epicuro, Francis Bacon, Benjamin Franklin, Gandhi, Gibran Khalil Gibran, Goethe, Ernst Haeckel, H. G. Wells, Isaac B. Singer, Isaac Newton, Jean-Jacques Rousseau, Krishnamurti, Lao Tsé, Leibniz, Leonardo da Vinci, Lineu, Lord Byron, Maurice Maeterlinck, John Milton, Nietzsche, Ovídio, Pascal, Paul Carton, Paul McCartney, Pitágoras, Platão, Plotino, Plutarco, Reclus, Richard Wagner, Santa Teresa de Jesus, Santo Afonso de Liguori, Santo Agostinho, Santo Inácio de Loyola, São Basílico, São Bento, São Bernardo, São Clemente de Alexandria, São

63

Domingos, São Francisco de Assis, São Francisco Xavier, São Gregório, São Jerônimo, São João Crisóstomo, Sêneca, Schopenhauer, Shankaracharya, Percy Bysshe Shelley, Sócrates, Spencer, Spinoza, Tertuliano, Thomas Edison, Tolstói, Voltaire, Xenofonte, Zoroastro.

Que tal se unir a eles?

MEDICAMENTOS, PLANTAS E SUBSTÂNCIAS NATURAIS

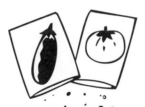

MEDICAMENTOS, PLANTAS E SUBSTÂNCIAS NATURAIS

ANDIROBA

Conhecida também como carapa ou carapá, é uma árvore (*Carapa guianensis*) com vinte a trinta metros de altura, nativa da região amazônica.

O óleo extraído de suas sementes tem ação antiinflamatória e anti-reumática. É usado também em aplicações locais em casos de ferimentos e escoriações, além de ser utilizado nos cabelos para lhes conferir brilho e sedosidade.

Como eficaz **repelente de insetos** tem ação muito conhecida e apreciada. Para esse fim, existem no comércio sabonetes medicinais preparados com o óleo, bem como velas de andiroba (para utilização em ambientes fechados) e cremes e loções destinados a aplicações cutâneas.

ARRUDA

O epíteto *graveolens* do nome botânico da arruda (*Ruta graveolens*) vem do latim: *grave* (forte) e *olens* (odor), indicando o cheiro forte e característico desta planta. Conhecida desde a Antiguidade, é originária da Europa Meridional.

Por apresentar forte grau de toxicidade, não é recomendável seu uso por via interna.

Externamente, age eficazmente **contra a fadiga ocular causada por esforços excessivos da vista** (leitura de letras pequenas ou em lugares mal iluminados, excesso de costura etc.). Para isso, recomendam-se vinte gotas do suco das folhas em meio litro de água morna colocados em compressas para lavar os olhos.

BABOSA

Esta planta (*Aloe vera*), cujo uso remonta há muitos séculos – era bastante utilizada na Antiguidade, quando embebiam lençóis em seu suco a fim de retardar a putrefação (o que foi feito com Jesus Cristo) –, medra espontaneamente no Brasil, principalmente em regiões de clima quente.

Muitas são suas aplicações: é utilizada no tratamento de inflamações, queimaduras, erisipelas e eczemas, bem como em hemorróidas e em fissuras anais. Frei Romano Zago é adepto de seu uso no tratamento do câncer.

A utilização mais comum, no entanto, destina-se a **fortalecer os cabelos**, **combatendo sua queda** e **dando-lhes brilho**. Para isso, deve-se retirar das folhas sua polpa gosmenta, colocá-la em um copo de água fervente, abafar durante quinze minutos e coar em peneira. Em seguida, aplicar no couro cabeludo previamente lavado.

MEDICAMENTOS, PLANTAS E SUBSTÂNCIAS NATURAIS

BÁLSAMO / BÁLSAMO-DE-TOLU / CABREÚVA

Árvore de grande porte, com cerca de vinte metros de altura, o bálsamo (*Myroxylon peruiferum*) (conhecido também como cabreúva, bálsamo-do-peru e bálsamo-de-tolu) é planta nativa do Brasil e de outros países da América do Sul. O nome bálsamo-de-tolu deve-se ao fato de essa planta ser geralmente exportada para a Europa pelo porto peruano de Tolu.

Há séculos, as folhas, frutos e a resina dessa planta são usados pelos indígenas do Brasil e de outros países no tratamento de vários males. Sua eficácia tem sido demonstrada no **tratamento de micoses cutâneas, sarna, piolhos, ulcerações superficiais, pruridos** e **eczemas**. Age também em **moléstias do aparelho respiratório (bronquites, traqueítes, laringites)** e **tem ação antitussígena** e **fluidificante do muco nasal**, em inalações.

Para uso interno, em casos de problemas respiratórios, recomenda-se a ingestão de uma colher de sopa de seu chá, três vezes ao dia – metade dessa dose para crianças. Seu preparo é feito da seguinte forma: colocar uma colher de sopa de cascas bem picadas numa xícara (de café) de água fervente, deixar ferver por três minutos e coar. Adicionar então duas xícaras (de café) de açúcar cristal e levar novamente ao fogo brando até dissolver completamente o açúcar.

BANCHÁ

O chá comum – verde ou preto – é preparado com as folhas mais novas e tenras da planta (*Thea chinensis* ou *Thea sinensis*), que lhe conferem sabor amargo. Já o banchá é obtido pelo preparo com folhas mais velhas, que permanecem na planta

O QUE É BOM SABER

por pelo menos três anos, motivo pelo qual tem menos tanino e menos cafeína, e, portanto, sabor mais suave.

Com notável **valor nutritivo (contém vitaminas e minerais)**, o banchá **é digestivo, tonificante** e **diurético**, além de apresentar **substâncias anticancerígenas (catequinas e flavonóides)**. Também **ajuda a baixar o colesterol sanguíneo, tem ação antidiarréica e antioxidante** – dessa forma, auxilia a neutralizar os radicais livres, **atuando contra o envelhecimento precoce**.

BARBATIMÃO

Árvore (*Stryphnodendron barbadetiman*) de cinco a sete metros de altura, nativa de vários estados brasileiros, cujo nome vem do indígena "Iba Timo", que significa "árvore que aperta". Por essa razão, já foi muito utilizada por mulheres com o intuito de "apertar" os órgãos genitais.

O chá preparado por decocção da casca da árvore é empregado em uso externo no **tratamento de feridas, úlceras, queimaduras, corrimento vaginal**.

Para **inflamações de garganta, diarréia** e **hemorragias uterinas**, recomenda-se tomar, duas ou três vezes ao dia, uma colher de café do chá preparado com: duas colheres de sopa de casca picada em uma xícara de chá de álcool de cereais a 50%, deixado em maceração por três dias e coado em pano fino.

CALÊNDULA

Também conhecida como malmequer, é uma erva (*Calendula officinalis*) com cerca de cinqüenta centímetros de altura, de flores amarelas ou alaranjadas, muito cultivada no sul do Brasil com finalidade ornamental.

MEDICAMENTOS, PLANTAS E SUBSTÂNCIAS NATURAIS

O chá preparado com suas flores tem ação antiespasmódica, depurativa e estimulante das funções hepáticas.

Externamente costuma-se usar, com muito sucesso, o extrato alcoólico ou a pomada de calêndula (ambos encontrados em farmácias homeopáticas) no combate a **feridas, úlceras, infecções de pele** e **mucosas**. Tal extrato (ou a pomada) deve ser aplicado localmente três vezes ao dia. **Em casos de dores de garganta ou problemas da boca (gengivites, aftas, estomatites)**, recomendam-se gargarejos ou bochechos com trinta gotas do extrato em um pouco de água.

O extrato pode ser preparado em casa utilizando-se duas colheres de sopa das flores em uma xícara de chá de álcool de cereais a 70%.

CANOLA

Com este nome são designadas duas plantas: uma delas constitui variedade genética da colza (*Brassica napus*) e a outra é obtida do nabo (*Brassica rapa*). Ambas foram desenvolvidas no Canadá durante a década de 1970 para extração de óleo de suas sementes.

O óleo de canola é bastante apreciado por conter níveis muito reduzidos de ácidos graxos saturados, o que é **benéfico para a prevenção de depósitos gordurosos nas paredes das artérias e para o bom funcionamento do sistema circulatório**. Esse óleo tem amplo uso culinário, principalmente em seu país de origem, o Canadá, principal produtor e exportador de canola.

CARDO-MARIANO

Esta planta herbácea (*Carduus marianus*), com quarenta centímetros a 1,4 metro de altura, é conhecida também como cardosanto ou cardo-de-nossa-senhora. Natural da região mediterrânea, medra abundantemente no sul do Brasil.

Tradicionalmente utilizado em aplicações como estimulante do apetite, desintoxicante, diurético e antiespasmódico, o cardo-mariano é **empregado com muito sucesso em males do fígado**, em particular nas hepatites. Tal ação é atribuída a um complexo ativo denominado silimarina, existente nas sementes dessa planta.

CÁSCARA SAGRADA

É uma árvore (*Rhamnus frangula*) com cerca de cinco metros de altura, originária dos Estados Unidos e cujas ações terapêuticas relacionam-se com o aparelho digestivo: **atua como laxativo**, **purgativo**, **digestivo** e como **ativador da função hepática**.

Como laxativo, utiliza-se o pó obtido da trituração de fragmentos da casca da árvore: misturar meia colher de café desse pó em um copo de suco de laranja ou de mamão, mexer bem e tomar pela manhã em jejum. (A casca não deve ser utilizada imediatamente após a colheita; é necessário secá-la primeiro e usá-la somente um ano depois.)

O uso da cáscara sagrada deve ser evitado por gestantes e por lactantes.

CENTELA

Conhecida também como dinheiro-em-penca e pata-de-cavalo, a centela (*Centella asiatica* ou *Hydrocotyle*) é uma erva perene e rasteira muito disseminada em todo o Brasil; por isso, é freqüentemente considerada erva daninha.

Natural da Ásia, essa planta, usada internamente, **tem propriedades depurativas**, **cicatrizantes** e **digestivas**.

MEDICAMENTOS, PLANTAS E SUBSTÂNCIAS NATURAIS

Seu uso externo é indicado para **tratamento da celulite**. Para isso, aplicar diariamente, após o banho, esfregando suavemente a pele com uma esponja, uma decocção preparada conforme instruções a seguir: colocar três colheres de sopa de folhas picadas em água fervente, deixar ferver por cinco minutos, esperar amornar e coar.

CHÁ

No Brasil, as primeiras sementes de chá (*Thea sinesis / Thea camellis*) foram trazidas pelo português Luiz de Abreu, em 1812. Hoje já é largamente cultivado no país, principalmente no Vale do Ribeira, em São Paulo.

Se o chá for preparado no mesmo dia da colheita, é verde. Caso isso não ocorra, ele sofre fermentação e adquire cor escura, quase preta. O chá verde é considerado de melhor qualidade e mais saboroso que o preto.

Freqüentemente, adicionam-se ao chá flores e essências que lhe conferem sabor especial: rosa, flores de laranjeira, óleo de bergamota, jasmim, camélia, essência de limão etc.

O chá é digestivo, tônico, obstipante (prende o intestino) e auxilia na eliminação de cálculos renais. **O chá verde** contém uma substância, conhecida como EGCG, que **pode ajudar a tratar, e principalmente prevenir, alguns tipos de câncer.**

CITRONELA

Gramínea originária da Índia (*Cymbopogon winterianus / Cymbopogon nardus*) e da qual é extraída essência com **reconhecido poder de afastar insetos**, repelindo-os.

Existem no comércio velas de citronela (para uso em ambientes fechados), bem como loções e cremes para aplicações locais sobre a pele.

Pode ser utilizada também a seguinte solução:

Essência de citronela .... 20 mililitros
Álcool canforado .... 80 mililitros

Nota: No caso de aplicação dessa solução, não faça uso de remédio homeopático nem deixe-o perto da solução, uma vez que a cânfora anula a ação desse tipo de medicamento.

CLOROFILA

É um composto orgânico existente principalmente nas partes verdes dos vegetais, em particular nas folhas. Constitui peça-chave na fotossíntese, processo pelo qual a energia luminosa proveniente do sol é transformada em alimentos para os vegetais e os animais, bem como na manutenção do oxigênio no ar.

Estudos a respeito da clorofila receberam muito destaque a partir de 1940, data em que foram relacionadas numerosas ações terapêuticas ocasionadas por ela. Ainda assim, seu uso não se difundiu pelo fato de não poder ser conservada em preparados mantidos em temperatura ambiente.

Passou-se então à produção de clorofila sintética, cujos resultados, entretanto, não se comparavam aos da substância natural.

Por essa razão, a clorofila foi abolida do arsenal terapêutico médico, limitando sua utilização ao **combate aos maus odores corporais**, como em pastas dentais para combater o mau hálito.

MEDICAMENTOS, PLANTAS E SUBSTÂNCIAS NATURAIS

Atualmente, métodos mais modernos conseguem fazer que a clorofila permaneça bem conservada durante tempo muito mais longo, mantendo suas propriedades terapêuticas: **tônico geral do organismo, melhora das funções intelectuais** (memória, capacidade de concentração, clareza e rapidez de raciocínio), **melhora do eczema, reumatismo e gota, da digestão, da hipertensão arterial, prevenção do envelhecimento precoce, desintoxicação do organismo, combate à anemia.**

COENTRO

Originária da região Mediterrânea e atualmente cultivada em quase todo o Brasil, esta erva (*Coriandrum sativum*), que mede cerca de cinqüenta centímetros de altura, é muito utilizada na culinária, especialmente no preparo de peixes.

Tem ação digestiva, combate os gases intestinais, bem como cólicas do aparelho digestivo (ação antiespasmódica).

Uma de suas formas de utilização consiste em colocar uma colher de sopa de frutos secos com suas sementes em uma xícara de chá com álcool de cereais a 60%. Deixar em maceração por cinco dias e coar. Tomar quinze gotas diluídas em um pouco de água, cerca de quinze minutos antes das refeições.

COPAÍBA

Árvore (*Copaifera langsdorfii*) com dez a quarenta metros de altura, existente em vários estados do Brasil, em particular na região amazônica.

Nas cavidades do tronco dessa árvore encontra-se um óleo há muito utilizado externamente pelos índios brasileiros no tratamento de doenças da pele.

De fato, o óleo (bálsamo) de copaíba é dotado de **atividade antimicrobiana**, sendo usado com bons resultados como **cicatrizante** e **antiinflamatório local**. Entra na composição de **sabonetes contra acne**. Pode ser empregado ainda em **gargarejos contra dores de garganta**, associado a mel e suco de limão.

EQUINÁCEA

Erva (Echinacea purpurea) com cerca de oitenta centímetros de altura, originária dos Estados Unidos, é atualmente cultivada no Brasil tanto para fins ornamentais (por suas belas flores de cor roxa) quanto para finalidades medicinais.

Muitos estudos comprovaram suas atividades terapêuticas (principalmente com as raízes e rizomas da planta), dentre as quais se destacam: **função estimulante do sistema imunológico, antiinflamatória, antimicrobiana** e **antiviral**.

ERVA-BALEEIRA

Arbusto (*Cordia verbenacea*) muito ramificado, com até três metros de altura, está presente em todo o território nacional, especialmente nas regiões litorâneas, onde os pescadores usam o chá preparado com suas folhas no tratamento de ferimentos causados por espetadas de peixes, bem como em feridas e úlceras (uso externo, local).

É muito empregada também contra **reumatismo, artrite, gota, tendinite, dores musculares** e como **antiinflamatório**. Para tais finalidades, recomenda-se o uso de chá preparado acrescentando-se água fervente em uma xícara de chá contendo uma colher de sopa de folhas picadas. Deve-se ingerir uma xícara duas ou três vezes ao dia.

MEDICAMENTOS, PLANTAS E SUBSTÂNCIAS NATURAIS

Um antiinflamatório de uso tópico feito com a erva-baleeira foi aprovado pela Anvisa (Agência de Vigilância Sanitária). Sua principal vantagem sobre os demais antiinflamatórios seria a menor incidência de efeitos colaterais, com manutenção do poder terapêutico.

O princípio ativo da erva foi identificado em 2001 e recebe o nome de alfa-humuleno.

ERVA-DE-BICHO

Esta erva aquática (*Polygonum hydropiperoides*) nativa da Ásia e existente nas regiões sul e sudeste de nosso país é **muito empregada no tratamento de hemorróidas**, além de atuar **em casos de erisipela**, **eczemas**, **úlceras de pele** e **varizes**.

Para uso externo, colocar três colheres de sopa da parte aérea (folhas e ramos) da planta picada em meio litro de água fervente. Em seguida apagar o fogo, esperar amornar e coar. Aplicar com um chumaço de algodão, nas partes afetadas, duas ou três vezes ao dia. No caso de tratamento de hemorróidas, deve-se proceder a banhos de assento, com leve massagem no local. Para uso interno, tomar uma xícara de chá do mesmo líquido preparado três vezes ao dia.

A erva-de-bicho é considerada planta abortiva, portanto não deve ser utilizada por gestantes.

ESTÉVIA

Esta erva (*Stevia rebaudiana*) de quarenta a oitenta centímetros de altura, natural do Paraná e do Paraguai, tem sido utilizada como adoçante há séculos pelos índios guaranis paraguaios e brasileiros, recebendo por isso os nomes de folha doce e planta doce. Tornou-se conhecida e usada pelos colonizadores espanhóis já no século XVI. Hoje em dia, é utilizada em todo o mundo, principalmente no Japão.

Sabe-se atualmente que o componente de maior poder adoçante da estévia é o esteviosídeo, cujo poder edulcorante é trezentas vezes superior ao do açúcar comum, a sacarose.

É o adoçante mais indicado para diabéticos, pois o chá preparado com suas folhas diminui a absorção de açúcar pelo intestino. A estévia tem ainda **atividade diurética e hipotensora** (baixa a pressão arterial).

EUFRÁSIA

Trata-se de erva (*Euphrasia officinalis*) de larga distribuição em todo o mundo, salvo em regiões tropicais.

É planta de grande valia no tratamento de doenças dos olhos: **em inflamações agudas e subagudas das conjuntivas com vermelhidão dos olhos, coceira, lacrimejamento constante e irritante, inchaço das pálpebras com piora do quadro à luz**, sobretudo à do sol. Indica-se a aplicação de água de eufrásia (hidrolato) pura ou misturada a igual volume de água destilada. Os olhos devem ser lavados com ela quatro ou cinco vezes ao dia.

Em farmácias homeopáticas e em lojas de produtos fitoterápicos, pode ser encontrado também o colírio de eufrásia, com maior durabilidade que a água – cuja conservação é precária, deteriorando-se em poucos dias.

FÁFIA

Também conhecido como para tudo e ginseng brasileiro, este subarbusto (*Pfaffia paniculata*) cujas raízes são utilizadas

MEDICAMENTOS, PLANTAS E SUBSTÂNCIAS NATURAIS

para fins terapêuticos é utilizado há séculos pelos indígenas da Amazônia.

Como um de seus nomes indica, é uma verdadeira panacéia, empregada no tratamento dos mais diversos males.

Entre suas numerosas ações, destacam-se: **antifadiga, afrodisíaca, fortalecimento do sistema imunológico, tônico geral do organismo, abreviamento de convalescença, tratamento de depressão, estresses de causas variadas,** bem como de **diabetes** e **melanoma** (as duas últimas devem-se a saponinas existentes na raiz da fáfia, patenteadas por grupos japoneses).

FLORAIS

Denominam-se "Florais de Bach" 38 remédios naturais, extraídos de flores silvestres da região de Gales, na Grã-Bretanha, pelo médico Edward Bach entre os anos de 1929 e 1934.

Tais infusões florais atuam sobre os estados emocionais do indivíduo, considerando que, segundo o dr. Bach, a doença resulta de um desequilíbrio emocional e sua cura deve atuar sobre a causa (o desequilíbrio emocional), e não sobre os efeitos (a doença em si). Em outras palavras: a personalidade do indivíduo tem muito mais importância do que o corpo no tratamento das doenças.

Tudo começou quando, no ano de 1929, com 43 anos de idade, dono de uma grande clínica e médico muito conceituado tanto em seu país quanto no exterior – quer por alopatas ou homeopatas –, em pleno êxito profissional, Bach decidiu abandonar tudo e procurar novos remédios entre as plantas silvestres da região de Gales.

Dessa exploração, resultaram 38 Florais de Bach, dentre os quais três (Olive, Vine e Cerato) não provêm de flores silvestres e um quarto (Rock Water) não é obtido de uma flor, mas de água.

Os medicamentos de Bach foram estudados e criados para que as pessoas – leigas, não médicas – pudessem curar-se a si próprias, desde que com sólidos conhecimentos sobre os florais.

Os remédios Florais de Bach figuram entre os sistemas reconhecidos e recomendados pela Organização Mundial da Saúde.

Após os estudos e trabalhos pioneiros de Edward Bach, foram estudados e desenvolvidos muitos outros florais, de diversas origens (Florais da Califórnia, Nova Zelândia, Minas Gerais etc.).

FUNCHO / ERVA-DOCE

Nativo da Europa, atualmente é cultivado em todo o Brasil. Esta planta (*Foeniculum vulgare*) mede normalmente de cinqüenta centímetros a 1,5 metro de altura e é amplamente utilizada, desde a Antiguidade, em medicina caseira, particularmente no combate a problemas do aparelho digestivo, sob a forma de chás.

De fato, o funcho apresenta **propriedades digestivas, antiflatulentas** e **antiespasmódicas**. Além disso, **aumenta a produção de leite**, sendo indicado às mamães que amamentam.

Para preparar o chá, colocar uma colher de sobremesa dos frutos (vulgarmente chamados de sementes) em uma xícara de chá e adicionar água fervente. Abafar durante dez minutos, coar e tomar uma xícara de chá às refeições.

GELÉIA REAL

É uma substância pastosa e amarelada produzida pelas abelhas operárias. As larvas comuns das abelhas alimentam-se de geléia real apenas nos dois primeiros dias de vida, passando,

MEDICAMENTOS, PLANTAS E SUBSTÂNCIAS NATURAIS

a partir daí, a consumir água, mel e pólen. Já as larvas "reais" continuam a alimentar-se exclusivamente de geléia real, que seguirá como o alimento exclusivo da abelha rainha por toda a sua vida – que dura cerca de cinco anos, contra apenas seis semanas das operárias.

Na composição da geléia real existem cerca de 30% de substâncias ainda não identificadas.

Considerada **tônico para o organismo**, é indicada especialmente para pessoas debilitadas, que necessitam de aumento da resistência, como é o caso dos convalescentes. Age também **contra o envelhecimento prematuro, sobretudo da pele**.

GENGIBRE

Originário da Ásia, o gengibre ou mangarataia (*Zingiber officinale*) é um vegetal herbáceo com cerca de cinqüenta centímetros de altura, cujos rizomas (impropriamente chamados de raízes) são bastante utilizados em nossa culinária e também no preparo de bebidas, como o tradicional quentão das festas juninas.

Do ponto de vista terapêutico, o gengibre é muito **empregado com sucesso em casos de dores de garganta, rouquidão e tosse**.

Seu preparado é também muito usado no **combate a cólicas intestinais, gases e como digestivo**. Para elaborá-lo, pique o rizoma em vários pedacinhos e adicione uma colher de sobremesa deles em uma xícara de chá com água fervente. Abafe por cinco minutos e coe. Tome uma xícara de chá às refeições.

GINKGO BILOBA

Esta árvore originária da China (*Ginkgo biloba* L.) existe há milhões de anos, sendo considerada verdadeiro "fóssil

81

vivo" – sobreviveu inclusive à explosão da bomba atômica em Hiroshima. É alta, podendo atingir até quarenta metros, e ramificada, com folhas semelhantes às de avencas.

Ginkgo em chinês significa "damasco prateado". No Japão e na China é considerada árvore sagrada.

Trata-se de um dos maiores preventivos contra os males provenientes do avanço da idade, com largo emprego em geriatria.

O extrato de suas folhas aumenta o fluxo sanguíneo no cérebro, melhorando sua oxigenação. Dessa forma, **age favoravelmente em casos de tonturas, zumbidos nos ouvidos, vertigens, dores de cabeça, perda de memória, dificuldade de concentração, diminuição das capacidades intelectual e auditiva.**

Combate os radicais livres, responsáveis pelo envelhecimento precoce.

Inibe a agregação de plaquetas, evitando a formação de tromboses, melhorando a circulação periférica por "afinar o sangue".

Atua também no **combate às microvarizes e às doenças oclusivas da circulação periférica**, como a claudicação intermitente, na qual a pessoa, depois de andar um pouco, é obrigada a parar por sentir dores nas pernas – é chamada também "doença das vitrines", pois a pessoa pára e simula estar observando uma vitrine.

É muito duvidosa a ação preventiva do *ginkgo biloba*. Seus efeitos parecem ser reais apenas em indivíduos que já apresentam determinados problemas, sem aparentemente preveni-los.

Não há estudos sobre o emprego do *ginkgo biloba* em crianças com menos de 12 anos de idade, motivo pelo qual não é indicado seu uso abaixo dessa faixa etária.

Se a pessoa estiver em uso de anticoagulantes ou de ácido acetilsalicílico (aspirina), não deverá lançar mão de *ginkgo*

MEDICAMENTOS, PLANTAS E SUBSTÂNCIAS NATURAIS

biloba sem antes consultar o médico, dada a possibilidade de ocorrência de hemorragias.

A dose excessiva pode provocar dermatite, enxaqueca, diarréia e vômitos. Existe possibilidade de aparecerem ainda distúrbios gastrintestinais, queda de pressão arterial, reações cutâneas e dores de cabeça.

Seu uso indiscriminado, segundo alguns autores, pode acarretar problemas graves de saúde, como danos hepáticos e renais, formação de pedras na vesícula, sangramentos e convulsões. De acordo com esses estudiosos, após cada semestre de uso contínuo, convém fazer uma pausa de um a dois meses.

Pelo exposto, conclui-se que o tratamento com esta planta deve sempre ser supervisionado por um médico.

....

Pesquisadores do Williams College, em Pennington, nos Estados Unidos, em artigo publicado no JAMA (Journal of the American Medical Association) em agosto de 2002, afirmam que em experiências realizadas com 230 voluntários foi constatado que o *ginko biloba* não produz, em idosos **saudáveis**, nenhum efeito benéfico na memória, atenção ou concentração. Portanto, segundo essas pesquisas, tal produto não apresenta nenhuma ação preventiva, apenas curativa.

GIRASSOL / ÓLEO DE GIRASSOL

Planta medindo de um a três metros de altura, o girassol (*Helianthus annuus*) é originário do Peru e outros países da América Latina, tendo sido levado à Europa pelos espanhóis e portugueses. De suas sementes (que costumam ser comidas descascadas e torradas), extrai-se óleo de grande aceitação na culinária e cujo consumo industrial iniciou-se na Rússia, no século XIX.

As sementes de girassol apresentam vestígios de flúor, o que possivelmente explica a pequena incidência de cáries dentárias entre os povos que as utilizam de maneira habitual.

Em encontro da Associação de Oncologistas e Bacteriologistas da Ucrânia, o dr. F. Karach apresentou trabalho mostrando os benefícios de um tratamento utilizando óleo de girassol. Os resultados desse trabalho foram traduzidos do russo e enviados em 1991 aos membros da sociedade Natur und Medizin, fundada em Bonn (Alemanha) pelo ex-presidente da República Federal da Alemanha, Karl Carstens, e sua esposa, a dra. Veronica Carstens.

O tratamento em questão consiste pura e simplesmente em bochechar o óleo vegetal – de preferência, o de girassol obtido por compressão a frio. Os bochechos devem ser feitos com uma colher (no mínimo de chá e no máximo de sopa) do óleo, durante quinze a vinte minutos, se possível, logo pela manhã em jejum. O óleo, inicialmente espesso e viscoso, vai-se tornando cada vez mais fluido e branco, como leite. Deverá então ser cuspido, esvaziando-se totalmente a boca, enxaguando-a e escovando os dentes em seguida, pois o líquido cuspido – que jamais deverá ser engolido – é muito venenoso, composto por grande número de germes patogênicos e substâncias nocivas.

De acordo com o idealizador do método, esse processo **previne moléstias crônicas do sistema circulatório, nervoso, digestivo e respiratório**. Ainda segundo o dr. Karach, também é possível **curar dores de cabeça e de dentes**, **artroses**, **eczemas**, **úlceras do estômago**, **diversas doenças ginecológicas** e muitos outros estados patológicos.

MEDICAMENTOS, PLANTAS E SUBSTÂNCIAS NATURAIS

GUAÇATONGA

Esta árvore (*Casearia sylvestris*) com alguns metros de altura, muito comum no Brasil, apresenta várias ações terapêuticas, dentre as quais destacam-se:

- *Gastrites e úlceras internas* - Para fazer o chá, acrescenta-se água fervente a uma xícara de chá contendo uma colher de sobremesa de folhas frescas picadas. Deve-se tomar uma xícara do preparado cerca de dez minutos antes do café, almoço e jantar.
- *Feridas, ferimentos, picadas de insetos* - Aplicar duas ou três vezes ao dia preparado obtido colocando-se três colheres de sopa de folhas secas e picadas em meio litro de água fervente, deixando ferver por dez minutos e coando em seguida.
- *Gengivites, estomatites, aftas, feridas na boca* - Macerar num pilão duas colheres de sopa de folhas frescas, uma colher de sopa de glicerina e duas colheres de sopa de álcool. Amassar bem, coar em peneira fina e aplicar na parte afetada duas ou três vezes ao dia.

Em farmácias homeopáticas e em lojas de produtos fitoterápicos, podem ser encontradas tinturas de guaçatonga, bem como pastas dentais preparadas com esta planta.

GUACO

Planta trepadeira (*Mikania glomerata*) nativa do sul do Brasil, com tantas e tão eficazes indicações terapêuticas que Sylvio Panizza a considera "um remédio da família brasileira".

Dentre essas indicações, destacamos sua **ação sobre o aparelho respiratório**, atuando no **combate a tosses em geral**, como **expectorante e dilatador dos brônquios**. Para tanto, colocar uma colher de sopa de folhas frescas picadas, adicionando a seguir água fervente. Abafar por dez minutos e coar.

Em farmácias homeopáticas costuma-se encontrar xarope de guaco.

GUARANÁ

Este arbusto trepador (*Paullinia cupana*) natural da região amazônica brasileira, com cerca de cinco metros de altura, exibe belas flores vermelhas e frutos semelhantes a olhos humanos.

A palavra guaraná, muito conhecida no Brasil devido aos refrigerantes que levam seu nome, provém do tupi *uarana*, cujo significado é provavelmente árvore.

Até pouco tempo atrás, as sementes dos frutos eram lavadas e trituradas, dando origem a uma pasta que, seca ao sol, tornava-se muito dura e era então comercializada em bastões ralados com língua seca de pirarucu. Atualmente, usa-se o pó do guaraná, obtido apenas pela trituração das sementes.

Além da bastante conhecida **ação estimulante do guaraná sobre o sistema nervoso e no combate à fadiga**, esta fruta apresenta uma série de outras propriedades, como sua ação **contra diarréias crônicas**. Para essa finalidade, dissolver uma colher de sopa do pó em um copo de água e suco de limão, e tomar um copo após cada evacuação diarréica.

No **combate a enxaquecas**, utiliza-se chá preparado com uma colher de chá do pó em uma xícara de chá de água, deixando-se ferver durante alguns minutos. Tomar uma xícara duas vezes ao dia.

MEDICAMENTOS, PLANTAS E SUBSTÂNCIAS NATURAIS

Também **impede o envelhecimento precoce, a flatulência**, a **arteriosclerose, aumenta a produção do bom colesterol (HDL), tem ação antidepressiva, combate a formação de trombos e coágulos sanguíneos**.

HIPÉRICO

Também chamado de hipericão ou de erva-de-são-joão (*Hypericum perforatum*) – este último nome é empregado para designar também outras plantas –, trata-se de um subarbusto originário da América do Norte, provido de flores amarelas, às vezes cultivado para finalidades ornamentais.

Conhecido por suas numerosas ações terapêuticas (usado em bronquites, tosses, dores de cabeça, reumatismo), o hipérico goza de excelente reputação no **tratamento de depressões leves a moderadas** e **distúrbios como agitação, ansiedade** e **irritabilidade**.

Usam-se as partes aéreas da planta, por meio da decocção. É contra-indicado durante a gravidez e a lactação.

IMBURANA

Árvore alta (*Amburana cearensis*), de até vinte metros de altura, cujas partes têm cheiro forte e agradável. Nasce principalmente no Nordeste do Brasil, em regiões áridas.

Suas sementes são muito utilizadas nos **males do aparelho respiratório: tosses em geral, em particular causadas por bronquites e asma**.

A casca da árvore, empregada na feitura de xaropes, tem ação análoga.

JABORANDI

 É um arbusto (*Pilocarpus microphyllus*) com cerca de 1,20 metro de altura, nativo do Norte e Nordeste do Brasil, e do qual é extraída a pilocarpina, alcalóide de amplo uso em medicina, como em colírios, no tratamento de várias intoxicações (por solanáceas), do glaucoma etc.

Além de sua **utilização em males do aparelho respiratório como expectorante** (gripes, bronquites) e como **antifebril**, o jaborandi possui **atividade tônica capilar**: fortifica os cabelos, impedindo sua queda. Por essa razão, é a base de numerosos xampus e tônicos para os cabelos.

LEVEDURA DE CERVEJA

A levedura de cerveja, ou lêvedo de cerveja (*Saccharomyces cerevisiae*), é um fungo unicelular empregado na fabricação de cerveja. Constitui um subproduto da indústria dessa bebida.

Pode ser consumido em pó – de gosto geralmente considerado desagradável – ou em comprimidos.

Devido à sua riqueza em vitaminas do complexo B, é usada no **combate a problemas diversos da pele (espinhas, "pele feia", erupções de várias naturezas)**.

Por seu teor de zinco, é recomendada para crianças e adolescentes como **estimulante do crescimento**.

É a fonte mais rica em cromo de que se tem notícia. Por esse motivo, é muito útil como **auxiliar no tratamento do diabetes**.

Consumida às refeições, a levedura pode produzir fermentação com conseqüente ganho de peso, o que não acontece se seu consumo ocorrer fora delas.

MEDICAMENTOS, PLANTAS E SUBSTÂNCIAS NATURAIS

LÓTUS

Esta planta (*Nelumbo nucifera*) originária da Ásia meridional apresenta duas variedades: branca e rósea.

Seus rizomas (conhecidos, impropriamente, como raízes) são empregados na alimentação dos povos asiáticos e seus descendentes. **Age sobre o aparelho respiratório**, tonificando-o, sendo empregado na **prevenção de males desse aparelho (gripes e resfriados de repetição, sinusites freqüentes), bem como no tratamento de asma, bronquite, coqueluche, tosses em geral, tuberculose.**

Pode ser consumido o caldo (suco) de raízes (rizomas) secas: moê-las e utilizá-las na proporção de uma colher de chá para uma xícara de água fervente. Tomar três vezes ao dia.

Pode também ser empregado o chá de raízes de lótus cruas: esmagar uma raiz de cerca de seis centímetros de comprimento para extrair seu suco, adicionar 10% de gengibre e um pouco de sal. Colocar uma colher de chá em uma xícara de água fervente e tomar três vezes ao dia. (Ambas essas receitas são de Sakurazawa Nyoiti, também conhecido como George Ohsawa.)

MAGNÉSIO / CLORETO DE MAGNÉSIO

O magnésio, elemento químico de símbolo Mg e de número atômico 12, foi descoberto em 1808 por Sir Humphry Davy. Muito abundante na natureza, é o elemento central da clorofila – cuja estrutura protéica assemelha-se à da hemoglobina – e encontra-se em grande quantidade na água do mar. Entre os alimentos, como principais fontes, podem-se citar as frutas, vegetais e sementes oleaginosas em geral, bem como folhas verdes, algas marinhas e tâmaras.

O QUE É BOM SABER

Estudos epidemiológicos demonstram relação inversa entre o teor de magnésio no solo e a incidência de câncer na população, em várias regiões do planeta. Em outras palavras: **quanto maior a taxa de Mg no solo, menor a incidência de câncer** e, inversamente, quanto menor a taxa, maior a incidência da doença. No Egito, por exemplo, a incidência é de apenas 10% daquela registrada na Europa – praticamente não há casos de câncer entre os trabalhadores rurais daquele país, os "felás". Além disso, a adubação química empobrece o solo em magnésio.

Por ocasião da Primeira Guerra Mundial, os anti-sépticos utilizados para tratar os ferimentos dos soldados eram nocivos e lesavam os tecidos, favorecendo o aparecimento de infecções, em lugar de curá-las.

Em um hospital, entretanto, muitos feridos reagiam satisfatoriamente a determinado tratamento, o que chamou a atenção e intrigou os médicos. Investigando, verificaram que enfermeiras daquele hospital, às escondidas, tratavam os pacientes com solução de cloreto de magnésio, obtendo então os bons resultados encontrados.

Em 1915, o professor Pierre Delbet, na França, já estudara a ação do cloreto de magnésio no tratamento de ferimentos e, posteriormente, em numerosas outras doenças, notando seu acentuado poder imunoestimulante e ação benéfica em um sem-número de enfermidades, algumas das quais serão relacionadas adiante.

Suas observações foram posteriormente confirmadas por outros autores, entre os quais Neveu e Vergini. Numerosos depoimentos, entre os quais os de vários jesuítas, corroboram os benefícios do emprego do cloreto de magnésio.

Note-se que o Mg não se trata de um remédio, e sim de uma substância natural, podendo ser utilizado em conjun-

MEDICAMENTOS, PLANTAS E SUBSTÂNCIAS NATURAIS

to com qualquer medicamento. É contra-indicado em casos de insuficiência renal, miastenia grave, hipotensão arterial severa. Como objeções a seu uso, citam-se o gosto ruim do cloreto de magnésio e a possibilidade da ocorrência de diarréia.

A lista de enfermidades contra as quais o cloreto de magnésio demonstrou ação terapêutica eficaz é enorme, verdadeira panacéia (no bom sentido do termo). É considerado "fonte da juventude". Entre as inúmeras doenças que podem ser tratadas por esse sal, citam-se: **enxaqueca**, **artrose**, **hipertrofia da próstata**, **fadiga crônica**, **epilepsia**, **aumento da taxa de colesterol**, **furunculose**, **eczema**, **mal de Parkinson**, **psoríase**, **asma**, **coqueluche**, vários problemas da coluna vertebral, **acne**, **câimbras**.

MALVA

Erva com cerca de setenta centímetros de altura, a malva (*Malva silvestris*) é das mais antigas plantas úteis conhecidas. Na Antiguidade remota era utilizada como alimento e como remédio, e há referências a seu emprego no século VIII a.C.

Tem **ação antiinflamatória**, com ótimos resultados no **tratamento de afecções da boca**, **da garganta** (sob a forma de bochechos e gargarejos) e **do aparelho respiratório**, em particular com grande quantidade de catarro. Em aplicações tópicas é **usada com sucesso em casos de feridas**, **úlceras**, **furúnculos** e **escaras de decúbito**.

Para uso interno (males do aparelho respiratório), recomenda-se chá preparado com suas flores: adicionar uma xícara de chá de água fervente em uma colher de sopa das flores. Tomar uma xícara três vezes ao dia.

O uso externo, para tratamento de feridas etc., pode ser feito por meio de banhos ou compressas.

MATE

Nativo da América do Sul (Paraguai, Argentina, Uruguai, Chile e Sul do Brasil), o mate (*Ilex paraguariensis*), conhecido também como chá-mate ou erva-mate – ao contrário do chá, que é um arbusto de três a quatro metros –, é uma árvore grande, chegando a medir até vinte metros de altura.

Nos estados da região Sul de nosso país, costuma ser tomado sob a forma de bebida bastante amarga, ingerida muito quente, sem ser adoçada e em recipientes típicos: é o famoso chimarrão. Nas demais regiões, o habitual é tomar o mate sob a forma de infusão, quente, frio ou gelado, como bebida refrescante, às vezes com algumas gotas de limão.

O mate **combate a fadiga mental e muscular, é estimulante do apetite** e **digestivo**.

MELALEUCA / *TEA TREE*

Arbusto australiano (*Melaleuca alternifolia*) do qual é extraído óleo usado há séculos pelos aborígines daquele país como repelente de insetos e no tratamento de vários problemas da pele.

Com propriedades bactericida, anti-séptica, cicatrizante e fungicida, tem indicação **como repelente de insetos** e **em acnes, cravos, ferimentos, alívio em picadas de insetos, frieiras e micoses de pele**.

Entra na composição de sabonetes, cremes, pomadas e pós anti-sépticos e antimicóticos.

MEDICAMENTOS, PLANTAS E SUBSTÂNCIAS NATURAIS

PATA-DE-VACA

Esta árvore (*Bauhinia fortificata*) com cinco a nove metros de altura apresenta folhas de cerca de dez centímetros de comprimento, que, divididas até acima da metade, têm aspecto semelhante a uma pata de vaca. Em São Paulo e em outras cidades do Brasil é bastante comum na arborização urbana.

Sua utilização principal reside no **combate ao diabetes**. Para isso, coloca-se uma colher de sobremesa de suas folhas picadas em uma xícara de chá de água fervente e deixa-se ferver por três minutos. Tomar uma xícara três vezes ao dia: pela manhã em jejum, antes do almoço e antes do jantar.

A pata-de-vaca é também **usada para baixar o colesterol, como diurético, para combater cálculos renais** (pedras) e **como calmante**.

POEJO

Com cerca de vinte centímetros de altura, natural da Europa, Ásia e Arábia, esta erva rasteira (*Mentha pulegium*) é um tipo de hortelã (*Mentha piperita*), pertencente à mesma família botânica.

Em doses elevadas, o poejo pode produzir lesões hepáticas e ter ação abortiva.

Nas doses recomendadas, habituais, **tem propriedades digestivas**, agindo contra o excesso de gases intestinais, e **é estimulante do fígado e da vesícula biliar**. Age também no aparelho respiratório, **como expectorante em bronquites, asma e coqueluche** e **tem ação hipertensiva**, atuando nos casos de pressão arterial muito baixa, elevando-a. O suco de suas folhas frescas **tem a propriedade de afugentar pulgas** (uso externo).

Para preparar chá de poejo, colocar duas colheres de sopa de folhas e flores picadas em uma xícara de chá e adicionar água fervente. Abafar por dez minutos e coar. Tomar uma xícara de chá cerca de dez minutos antes das refeições.

PÓLEN

Segundo a *Grande Enciclopédia Delta Larousse*, pólen é a "poeira vegetal que escapa da antera dos estames maduros e cujos elementos (grãos) germinam sobre o estigma de outra flor da mesma espécie, dando um minúsculo protalo macho, cujas células sexuais asseguram a fecundação". Ou seja: é o elemento masculino da sexualidade vegetal, cuja função é fecundar os óvulos – pode ser considerado um "esperma vegetal".

O pólen é transportado pelo vento ou pelas abelhas, que o levam de uma flor para outra.

É excelente tônico geral, rico em proteínas de excelente qualidade, vitaminas, minerais e enzimas.

Possui numerosas ações terapêuticas, dentre as quais destacam-se sua ação contra a **hipertrofia da próstata**.

Recomenda-se a ingestão de uma colher de sobremesa de pólen diariamente, de preferência pela manhã em jejum.

PRÓPOLE / PRÓPOLIS

É uma resina preparada por abelhas da espécie *Apis mellifera* com base em substâncias coletadas de diferentes partes de plantas, às quais adicionam suas secreções salivares e ceras. A própole existe em diferentes cores, odores e consistências, dependendo da espécie vegetal da qual provém.

MEDICAMENTOS, PLANTAS E SUBSTÂNCIAS NATURAIS

Seu nome vem do grego: *pró* (em defesa de, diante de) e *polis* (cidade): defende as cidades das abelhas, ou seja, as colmeias. De fato, a própole fecha frestas nas colmeias, protegendo-as contra o vento e o frio; reveste-as internamente agindo como isolante térmico; protege-as contra a invasão de insetos e demais predadores que, caso consigam invadi-las, são mortos pelas abelhas e a seguir embalsamados com própole, o que evita sua decomposição e conseqüente produção de germes nocivos.

É produto conhecido há milênios pela medicina popular. No Egito, era utilizado para embalsamar cadáveres no preparo de múmias.

Sob o aspecto terapêutico, tem atividade **antiinflamatória**, **antimicrobiana**, **anti-séptica**, **bactericida**, **cicatrizante**, **fungicida** e **anestésica**.

Pode ser empregada localmente em feridas, ulcerações, ferimentos, fissuras infectadas, casos de dores de garganta, aftas, estomatites, micoses e verrugas.

No comércio existem pomadas de própole, bem como extratos que, diluídos em água (trinta gotas), podem ser utilizados em gargarejos, bochechos ou em aplicações tópicas.

Como anestésico, considera-se que a solução alcoólica de própole tem a mesma ação que a novocaína a 5%.

• • • • • • • • • • • • • • • • • • • •

Pesquisas realizadas por José Agustín Quincoces Suárez, da Universidade Bandeirante de São Paulo, com apoio de cientistas da Alemanha e da Espanha, comprovaram que a própole brasileira é capaz de tratar casos de câncer nos pulmões, mamas, rins, ovários, cólon, próstata e também de leucemia.

SABUGUEIRO

Medindo de um a 1,5 metro de altura, este arbusto (*Sambucus nigra / Sambucus australis*) natural da Ásia e comumente encontrado na Europa e na América do Norte é usado em medicina desde tempos muito remotos. Em nosso país é cultivado nas regiões Sul e Sudeste.

Brancas quando frescas, suas flores adquirem coloração amarelada ao secarem. Os frutos são bagas pretas e globosas, que espremidas expelem um líquido vermelho escarlate.

Terapeuticamente, o sabugueiro apresenta uma série de ações: **é sudorífero** (faz suar), **antitérmico**, **diurético** e **combate a tosse**. Também é **empregado em numerosas doenças**, particularmente a **fase pré-exantemática do sarampo** (antes de aparecer a erupção).

Contra a febre e como estimulante da produção de suor (no sarampo, por exemplo), indica-se chá preparado com as flores secas. Colocar uma colher de sobremesa de flores picadas em uma xícara de chá de água fervente e tomar uma xícara dessa infusão uma ou duas vezes ao dia.

Para combater a tosse, pode-se preparar xarope com o suco vermelho obtido da espremeção de seus frutos, cozido com açúcar e suco de limão.

No uso como diurético, colocar uma colher de chá de cascas picadas em uma xícara de chá de água fervente, deixando ferver por mais cinco minutos. Desligar o fogo, abafar por dez minutos e coar. Tomar uma xícara três vezes ao dia.

SÁLVIA

Esta erva (*Salvia officinalis*) com cerca de cinqüenta centímetros de altura, originária da região mediterrânea da Europa, é

MEDICAMENTOS, PLANTAS E SUBSTÂNCIAS NATURAIS

de longa data empregada na culinária e, desde a Idade Média, também com finalidades terapêuticas.

Para combater o suor excessivo, em particular nas palmas das mãos e nas axilas, bem como **a sudorese noturna**, recomenda-se tomar pela manhã e à noite uma xícara de infusão preparada com uma colher de sobremesa de folhas bem picadas da planta em uma xícara de chá. Abafar durante dez minutos e coar.

Essa mesma infusão, em bochechos e gargarejos, constitui **bom remédio para afecções da boca e da garganta, combatendo inclusive o mau hálito**. Externamente, pode ser usada com **bons resultados em feridas, escaras de decúbito e picadas de insetos**.

O uso de sálvia não é recomendado para gestantes ou lactantes.

SAW PALMETO

Esta pequena palmeira (*Serenoa repens / Sabal serrulata*), existente nos Estados Unidos desde o Texas até a Carolina do Sul, foi descrita pela primeira vez pelo botânico norte-americano Sereno Watson.

Sua utilização remonta de longa data; já era usada pelos índios da América do Norte no combate a problemas urinários – aplicando-se as frutas da palmeira para essa finalidade.

O saw palmeto é largamente empregado com sucesso no **tratamento dos sintomas causados pela hipertrofia (aumento) da próstata**.

Quase todos os homens, a partir de certa idade (geralmente por volta dos 50 anos), começam a desenvolver um aumento dessa glândula. Essa chamada hipertrofia benigna da próstata, apesar do caráter benigno que seu nome indica, traz sintomas bastante incômodos.

Como a próstata atravessa a uretra, a hipertrofia da glândula prostática pode comprimir esse canal, produzindo geralmente intervalos cada vez menores entre as micções, necessidade súbita e imperiosa de urinar, desejo de urinar muitas vezes durante a noite, jato urinário fraco, impossibilidade de esvaziar totalmente a bexiga. Todos esses sintomas costumam ser grandemente aliviados com o uso do saw palmeto.

SENA

Conhecida também como fedegoso, a sena (*Senna corymbosa*) é um arbusto grande, com cerca de três metros de altura, de flores amarelas, existente no Sul e Sudeste do Brasil.

Tem **comprovada ação laxativa** e é habitualmente empregada sob a forma de chás, preparados com uma colher de chá de pó obtido por trituração das folhas.

Doses altas, principalmente em crianças, podem causar lesões renais graves.

UNHA-DE-GATO

Arbusto originário da Amazônia, a unha-de-gato (*Uncaria tomentosa*) é usada há pelo menos dois mil anos pelos indígenas da região. Em 1994, em conferência internacional sobre este vegetal realizada na Suíça, foi reconhecida oficialmente como planta medicinal.

De fato, **estimula fortemente o sistema imunológico**, sendo **indicada como coadjuvante no tratamento do câncer e da Aids**. É **antiinflamatório potente** (com ação em reumatismo e artrite), **atua eficazmente no herpes** e também **em úlceras do estômago e duodeno**. Usada em conjunto com o

MEDICAMENTOS, PLANTAS E SUBSTÂNCIAS NATURAIS

uxi amarelo (ver UXI), é tida como **eficaz no tratamento dos miomas uterinos**.

Utilizam-se, para finalidades terapêuticas, as raízes e cascas da planta.

UXI

Árvore (*Endopleura uchi*) da região amazônica que produz fruto cuja polpa é consumida *in natura* com farinha de mandioca e usada no preparo de doces, sorvetes e licores.

Sob o aspecto medicinal, o uxi tem sido muito estudado pelo pesquisador e botânico Juan Revilla, do Instituto Nacional de Pesquisas da Amazônia (Inpa).

A casca do uxi amarelo, usada em conjunto com a unha-de-gato, tem demonstrado **bons resultados no tratamento de miomas uterinos**. Para tanto, recomenda-se preparar chá com 20 a 25 gramas de cascas em meio litro de água, deixando ferver bem. Fazer o mesmo com o chá à base de unha-de-gato. Tomar meio litro do primeiro chá pela manhã e meio litro do segundo à tarde.

ZEDOÁRIA

Esta planta (*Curcuma zedoaria*), conhecida também como falso-açafrão, é uma erva com cerca de trinta centímetros de altura, originária da Índia e atualmente cultivada no Brasil.

Para fins medicinais, utilizam-se seus rizomas (caules subterrâneos), que têm **ação estomáquica, digestiva, ativadora das funções hepáticas, carminativa (antiflatulenta), protetora dos pulmões** (utilizada como expectorante, em tosses e bronquites).

Para problemas digestivos, utiliza-se chá fraco preparado por infusão, adicionando-se água fervente a uma xícara média contendo uma colher de chá de fatias dos rizomas. Ingerir em jejum e antes das refeições.

No combate a afecções pulmonares, recomenda-se o uso de chá mais forte, preparado com maior quantidade de fatias dos rizomas.

O uso de zedoária **é contra-indicado durante a gravidez** (principalmente no primeiro trimestre) **e durante a lactação**.

QUESTÕES DE SAÚDE

QUESTÕES DE SAÚDE

ALIMENTAÇÃO E BELEZA

Uma característica marcante dos dias atuais é o culto à beleza – contra o qual nada temos, desde que a beleza física seja acompanhada pela moral e espiritual. Aliás, a Organização Mundial da Saúde (OMS) define saúde como "o estado de completo bem-estar físico, mental e social do indivíduo", ao qual acrescentamos também o espiritual.

Pensando em conquistar a beleza física, vale observar que uma alimentação saudável e equilibrada promove o funcionamento harmônico de todos os órgãos e aparelhos do organismo, contribuindo muito para tornar ou manter a pessoa bem saudável e, portanto, mais bonita.

Geralmente, quando se fala em boa alimentação, a maioria das pessoas considera apenas o que comer e o que não comer. No entanto, não menos importante é o "como comer": é fundamental que as refeições ocorram em ambiente de respeito, devoção e alegria, dando-se graças pelos alimentos que serão ingeridos, os quais receberam energias de todo o cosmo e estão impregnados de toda sorte de força e vigor.

O QUE É BOM SABER

Concentrando-se na alimentação, tendo calma, respeito e reverência durante as refeições, agradecendo pelos alimentos, certamente se alimentará melhor e em menor quantidade, ganhando mais saúde sem adquirir excesso de peso.

E a mastigação? Por que mastigar bem? No corpo humano, o único órgão provido de dentes é a boca. Portanto, se os alimentos não forem bem triturados por meio da mastigação, será irremediavelmente perdida a oportunidade de transformá-los mecanicamente, o que facilita a ação dos sucos digestivos e favorece a digestão.

Além disso, se cultivar o hábito de mastigar com cuidado, se saciará com menor quantidade de alimentos, evitando não apenas a sobrecarga do aparelho digestivo, mas também demasiado ganho de peso.

Como o conceito de beleza feminina hoje em dia é o de mulheres esbeltas e esguias, muitas adolescentes e jovens, no afã de atingir esse ideal, recorrem a dietas freqüentemente desastrosas à saúde. Nada contra mulheres esbeltas e esguias, porém dietas e regimes que visem ao emagrecimento ou à manutenção de peso baixo deverão sempre ser realizadas com orientação e supervisão de médico ou nutricionista, a fim de se evitar graves danos ao organismo.

Já para o sexo masculino, a meta atual é desenvolver portes atléticos e musculosos, do tipo "Rambo". Para conseguir tal objetivo, muitos jovens e adolescentes ingerem grandes doses de derivados protéicos altamente concentrados, com reais possibilidades de sérios danos hepáticos e renais.

Na realidade, o importante é procurar seguir os princípios básicos de uma alimentação saudável:

QUESTÕES DE SAÚDE

- Consumir sempre cereais integrais, grãos leguminosos, hortaliças, verduras, legumes, frutas, leite (semidesnatado) e derivados, ovos (duas ou três vezes por semana), peixes, algas, brotos, cogumelos, alimentos lactofermentados (iogurte, missô, *tempê*, chucrute) e grãos germinados (*moyashi* e outros).
- Evitar açúcar refinado, farinhas brancas (dar preferência às integrais), alimentos coloridos artificialmente, frituras, latarias, carnes e vísceras, frangos e ovos de granja, e alimentos industrializados.

Seguindo esses princípios, sem radicalismos e extremismos, associados a outros itens básicos para uma boa saúde (quantidade suficiente e adequada de horas de sono, prática de exercícios físicos, exposição adequada e judiciosa ao sol), o organismo agradecerá e o recompensará com mais saúde e beleza.

CALÇADOS ACONSELHADOS e DESACONSELHADOS

Atualmente, principalmente entre crianças, adolescentes e jovens, a moda determina que um calçado, para ser elegante, deve ser tênis. Será isso bom para a saúde?

Sabe-se que as pessoas suam: em particular as mais jovens, que habitualmente têm vida mais ativa. O suor dos pés, se não for eliminado pela evaporação, além de produzir mau cheiro (o famigerado chulé), faz que os pés permaneçam úmidos.

Calçados abertos (sandálias) ou com solas de material poroso (couro, corda) permitem a evaporação do suor dos pés, o que não acontece com os fabricados com produtos impermeáveis (borracha, plástico). E sabe-se que os fungos reproduzem-se e desenvolvem-se de preferência em ambientes com umidade.

É exatamente por esse motivo que hoje em dia encontram-se, especialmente entre os jovens, tantos casos de micoses, frieiras, pés-de-atleta, fissuras e rachaduras.

Além disso, os calçados com solas de borracha ou de plástico dificultam a eliminação da eletricidade estática existente no corpo humano, tornando seus usuários "elétricos", impacientes, agitados e nervosos.

CIGARRO E PISCINA

Acredita-se que hoje em dia será muito difícil encontrar alguém que ignore os malefícios graves causados pelo fumo. O que muitos não sabem, entretanto, é que a fumaça de cigarro, associada ao cloro, leva à produção de tóxicos ainda bastante mais potentes do que a própria fumaça isolada.

O cloro é um elemento volátil e, em piscinas com águas tratadas com ele, sua volatilização é contínua. Portanto, quem fuma nas proximidades de uma piscina clorada (em particular nas internas, fechadas) estará lançando no ar produtos inaláveis com alto teor de toxicidade.

Se você não dá atenção à sua saúde, se quer continuar a fumar, respeite ao menos as demais pessoas. Não acha que elas merecem essa atenção?

ESCOVAÇÃO DA LÍNGUA

Nossa língua não é lisa: pelo contrário, apresenta saliências – as papilas gustativas –, ao redor das quais podem-se acumular detritos de alimentos. Estes, por sua vez, podem sofrer processos de fermentação e de putrefação, que eventualmente levam à produção de halitose (mau hálito).

QUESTÕES DE SAÚDE

A fim de prevenir ou corrigir esta causa do mau hálito, recomenda-se, sempre que se escovar os dentes, proceder também à **escovação suave da língua com escovas de cerdas macias**.

Outras recomendações para combater a halitose: beber bastante água (no mínimo dois litros por dia); evitar alimentos muito condimentados; fazer boa higiene bucal, inclusive com utilização rotineira do fio bucal; ter uma dieta rica em fibras; evitar o estresse.

ESPIRITUALIDADE E DROGAS [5]

São conhecidas cerca de 140 definições e conceitos de espiritualidade. Aqui, vou me deter na apresentação de apenas algumas, simplesmente para mostrar a complexidade do assunto.

Etimologicamente, a palavra vem do latim *spiritus*, relacionada com o vocábulo para respiração: *spirae*. Escritos canônicos judeus e católicos utilizam numerosas imagens de respiração (sopro) e vento como metáforas para o espírito. Na filosofia Zen, a respiração descontraída é considerada caminho elevado para o estado meditativo.

A palavra espírito vem de:

- *Spiritus, -us:* Sopro, vento, exalação, emanação.
- *Spiritalis, -e:* Que serve à respiração. Espiritual.

No *Dicionário Bíblico Universal de Buckland* (1981), encontra-se: "A palavra 'espírito' no Antigo Testamento é, com duas exceções, tradução do termo hebraico *ruach*, que também tem signi-

---

[5] Verbete escrito por Philomena Eiró Gonsalves.

O QUE É BOM SABER

ficação literal de vento, sendo em muitas passagens traduzida por sopro, com alusão ao ar expirado e à frase 'fôlego da vida'".

Segundo Chopra, em entrevista ao repórter Guto Abranches, no programa "Almanaque", da Globo News, em junho de 1999:

> *O que chamamos espiritualidade nada tem que ver com fé, dogma, ideologia ou religião. Esta é uma introvisão organizada; é controle, é julgamento, é punição e recompensa. A espiritualidade nada tem que ver com ela. Espiritualidade é ir em busca do seu "eu" interior e o transcender de toda a fé.*

Para o dr. Thomas G. Plante, Ph. D. da Universidade de Santa Clara, o conceito de espiritualidade e a forma pela qual difere da religiosidade ainda são vagos. Aquela parece realmente transcender esta, haja vista o fato de que nas reuniões dos Alcoólicos Anônimos (A.A.) encontram-se pessoas das mais diversas religiões e que se unem e movem pelo princípio da espiritualidade.

De acordo com A. M. Tepedino:

> *Espiritualidade não é algo de fora que se acrescenta à vida cotidiana, mas é a própria densidade do cotidiano. É a tomada de consciência do "Mistério Maior". É sentir-se ligado a tudo, todos e todas. Meditando, contemplando, você aprende a viver com plenitude a maravilha do cotidiano.*

Para Maria Sílvia C. de Menezes, presidente da Febrae (Federação Brasileira do Amor-Exigente):

> *Espiritualidade é a comunhão com o Bem, com o Amor e com a Justiça, sem medo ou fanatismo. [...] A expressão máxima de nossa espiritualidade é a facilidade de amar, que não é*

QUESTÕES DE SAÚDE

das empresas mais fáceis, pois exige nossa abertura em favor do outro. Mas é também o nosso único e definitivo remédio contra a solidão.

Segundo F. Lotufo Neto (1977):

> A pessoa espiritual pode ser diferenciada pelas seguintes características:
> Crença central em um Deus perfeito, criador de todas as coisas, em um valor essencial, um espírito que não é feito pelo homem ou por qualquer material.
> A pessoa engaja-se (mas não necessariamente) na prática regular de oração, meditação, estudo espiritual, adoração ou culto a Deus, com o propósito de se aperfeiçoar ou de se aproximar do divino.
> Procura com o coração que seu comportamento ou pensamento estejam alinhados com os ensinamentos espirituais.
> Procura atividades espirituais e sociais e a comunhão com pessoas do mesmo pensamento ou preocupação.
> A visão do mundo, crenças, pensamentos e comportamentos da pessoa estão baseados na sua fé – fé na verdade e no valor de sua orientação espiritual em explicar e ordenar o mundo, os eventos e habitantes (Martin, Carlson, 1988).
> Espiritualidade trata da busca humana por uma vida satisfatória e com sentido, descobrindo a natureza essencial de si mesmo e seu relacionamento com o universo.

• • • • • • • • • • • • • • • • • • •

"A droga não entra na vida de uma pessoa como um raio, mas como uma semente que brota em terreno que se prepara há tempo." (Pontifício conselho para a Família, 1992)

> *O consumo de drogas se efetiva por indivíduos que têm sentimento de solidão, de vazio e de depressão, atuando como defesa ao impacto desses sentimentos, para eliminar ou reduzir o nível das limitações pessoais, da debilidade e impotência, a fim de minimizar o sentimento do ser excluído e mantê-lo num mundo infantil das coisas idealizadas. O efeito de algumas drogas é utilizado como paliativo diante da falta de sentido, metas e de valores pessoais.* (Wurmser. In: Yugures, 1999)

> *Consumir drogas é sempre uma substituição de algo que falta. Por outro lado, o dependente químico tem capacidade limitada para elaborar e proceder a uma introspecção. Ele deseja ser ajudado, mesmo manifestando certa descrença e desconfiança; oculta nesta postura seus sentimentos autênticos.* (Yugures, 1999)

Atrelado à vivência do consumo das drogas está o sentimento de culpa. Ainda que negue esse sentimento, o drogado sente-se aflito e angustiado. É nesse momento que o acompanhamento espiritual faz-se necessário, permitindo o desafogar desse sentimento opressivo.

Vários estudos têm sido feitos na tentativa de mostrar que a espiritualidade ou o envolvimento com alguma religião podem ser favoráveis à prevenção do uso de drogas e à recuperação de dependentes químicos. Autores como Adeleka, Ahmed, Handesty e Kirby declaram que o envolvimento religioso e espiritual prevê menor uso e menos problemas com o álcool, tabaco e drogas lícitas.

QUESTÕES DE SAÚDE

Do mesmo modo, Alexander, Gelderloos e Taub constataram que intervenções baseadas na meditação reduziam o uso e os problemas relacionados com o álcool e outras drogas. Amoateng e Bahr, Garsuch e Spika observaram que em seitas nas quais são adotadas posições rigorosas contra o álcool, o consumo desse tóxico é menor que o da população geral.

Ahmed (1994), bem como Voorhees (1996), verificou que o envolvimento espiritual e religioso está diretamente associado a índices mais elevados de sucesso no tratamento e na supressão do vício do fumo.

Os membros do A.A., por exemplo, freqüentemente atribuem sua recuperação a fatores espirituais. Autores de trabalho publicado em 1997 (Miller, Bennet e colaboradores), a respeito de problemas de álcool e drogas, também chegaram à conclusão de que o envolvimento religioso está associado com menor uso e abuso de álcool e outras drogas, e que intervenções com enfoques espirituais ajudam muitas pessoas a se recuperar desses vícios.

....

O fato de haver tantas definições de espiritualidade atesta de forma clara a extrema complexidade do assunto.

Alguns estudiosos pretendem negar a influência da espiritualidade no tratamento e na prevenção da dependência de drogas, alegando não haver demonstração científica a respeito dos benefícios do seu emprego.

Sabe-se, porém, que as comprovações científicas ocorrem com o decorrer do tempo, necessitando muitas vezes anos, décadas e até séculos para que sejam estabelecidas. No que concerne às questões espirituais, as dificuldades são ainda maiores.

Além disso, não é segredo que se está apenas engatinhando no que se refere ao tratamento do alcoolismo e de outros vícios.

Portanto, mesmo que até o momento não tenha sido possível estabelecer tal comprovação, é inegável que existem inúmeras instituições dedicadas ao tratamento dos dependentes químicos e à prevenção das drogas por meio da espiritualidade.

O ideal é agir com base naquilo que se conhece. Ainda que seja muito pouco, é nesse conhecimento que se baseiam nosso comportamento, nossos tratamentos, nossas abordagens etc. Fato é que se desconhece o assunto. Baseados no que a ciência já conseguiu, precisa-se trabalhar.

Esse conhecimento, embora limitado e incipiente, é muito útil. E cada vez mais preocupados em expandir tais estudos, pesquisas e avanços devem continuar sendo feitos.

FIBRAS ALIMENTARES

São substâncias encontradas em determinados alimentos de origem vegetal, como cereais integrais (arroz integral, trigo integral etc.), frutas, verduras e hortaliças.

Embora não absorvidas pelo organismo, agem como um verdadeiro lastro no intestino, aumentando o peristaltismo desse órgão e, assim, **atuando na regularização do funcionamento intestinal**, **combatendo a prisão de ventre** e **reduzindo a possibilidade do aparecimento de doenças intestinais (diverticulites, fissuras anorretais, hemorróidas, câncer intestinal e retal** etc.).

GELO

O frio tem ação vasoconstritora, ou seja, contrai os pequenos vasos sanguíneos, diminuindo o afluxo do sangue ao local.

QUESTÕES DE SAÚDE

Graças a essa ação, é empregado no **combate a hemorragias da pele causadas por cortes, hemorragias nasais (principalmente em crianças)** e outras.

Em casos de hemorragias nasais (epistaxes) em crianças, deve-se recostar o paciente numa cadeira, mantendo sua cabeça elevada. Então, comprimir com o dedo a parte lateral do nariz (asa do nariz) contra a parte mediana e, sobre esse órgão, colocar compressas de gelo ou de água bem fria em pequenos invólucros de plástico, para evitar que a água escorra.

Também devido à vasoconstrição que provoca, diminuindo a irrigação do tecido atingido, o gelo é o **primeiro recurso utilizado no combate às contusões, pois diminui a sensibilidade dos nervos locais.**

O frio, entretanto, deve ser aplicado apenas na fase inicial das contusões, logo após sua ocorrência. Mais tarde, recomenda-se a utilização justamente do oposto, o calor, que possui ação antiinflamatória – note-se que, em seguida à aplicação de gelo, há um efeito "rebote", em que ocorre vasodilatação, com aquecimento local e alívio da área afetada.

GORDURAS TRANS

As gorduras são compostos formados por ácidos graxos e por um álcool, o glicerol. Nas gorduras encontradas nos alimentos naturais, os ácidos graxos geralmente existem sob a forma "cis": neles, os átomos de menor peso molecular encontram-se paralelos. Nas gorduras "trans", tais ácidos graxos são dispostos em diagonal, transversalmente – daí o nome trans.

Este tipo de gordura é encontrado em muito pequena quantidade em alguns alimentos naturais, como leite e carne de animais ruminantes. Tais alimentos podem ser prejudiciais à saúde não pela pequena quantidade de gorduras trans que possuem, mas pelos nocivos ácidos graxos saturados.

A principal fonte de gorduras trans são alguns alimentos industrializados, que as contêm em grande quantidade: molhos de salada, salgadinhos em pacotes, sorvetes, margarinas sólidas, batatas fritas de saquinho e de *fast-foods*, pipocas de microondas, bolos, biscoitos (inclusive os aparentemente inocentes, como de água-e-sal e os *cream-crackers*) etc. Essa gordura é produzida industrialmente por meio de um processo chamado hidrogenação, que consiste em adicionar hidrogênio aos óleos vegetais, tornando-os sólidos.

É importante ressaltar que as gorduras trans não apresentam nenhuma vantagem para a saúde humana. Muito pelo contrário, são consideradas atualmente as grandes vilãs da alimentação: aumentam o mau colesterol (LDL) e diminuem o bom colesterol (HDL), favorecendo assim a ocorrência de graves males, como aterosclerose, infartos do coração, acidentes vasculares cerebrais, além do aparecimento de alguns tipos de câncer. Ademais, estudos indicam que dificultam a transmissão de impulsos nervosos, o que pode estar relacionado com o aumento do número de casos de depressão.

Já para a indústria de alimentos, as gorduras trans são consideradas preciosas, uma vez que aumentam o tempo de vida dos alimentos, mantendo-os por mais tempo nas prateleiras, dentro do prazo de validade. Além disso, melhoram o aspecto dos alimentos, deixando-os mais secos, atraentes e crocantes.

Devido à pressão de órgãos públicos, os fabricantes de determinados produtos alimentícios passaram a ser obrigados a informar nos rótulos a quantidade de gordura trans encontrada neles. Agora, para contornar o problema, a indústria de alimentos está substituindo a gordura trans pela gordura inte-

QUESTÕES DE SAÚDE

restificada, cujos efeitos sobre o organismo humano ainda não são conhecidos.

O ideal é que não se consuma nenhuma gordura trans, mas o máximo tolerável é de dois gramas por dia. Sendo assim, habitue-se a ler as embalagens dos alimentos e ver quais os que possuem essas gorduras e em que quantidade.

E procure evitá-las ao máximo.

MASSAGEM DO COURO CABELUDO

O ato de massagear o couro cabeludo é considerado muito eficaz para o **fortalecimento dos cabelos**, a **prevenção da calvície e seu tratamento nas fases iniciais**, por estimular a circulação sanguínea no local.

Essa massagem deve ser realizada diariamente e com a técnica adequada: utilizando a ponta dos dedos, sentindo o couro cabeludo deslizar sob eles, e não o contrário.

A escovação dos cabelos parece ter a mesma ação – são as famosas cem escovadas diárias da vovó.

O PODER DO RISO

Coline Serreau, realizadora de vários filmes franceses de sucesso, conta que, durante os debates que se seguem à projeção de suas obras, é comum perguntarem com desdém: "Mas não há nenhuma mensagem séria?! É só para fazer rir?!" Ao que Coline rebate: "Por que esse desprezo, já que rir e fazer rir é algo maravilhoso?" E continua: "Se há uma mensagem que espero passar em meus filmes é que rir é a única coisa que nos livra do desespero".

O QUE É BOM SABER

Ela tem razão. Veja o que dizem vários provérbios e pessoas ilustres a respeito de rir:

"Meu passatempo favorito? Rir!" *Dalai Lama*

"Rir me livra de minhas mágoas." *Jean Cocteau*

"As mulheres alegres se curam mais rapidamente que as tristes." *Galien, 2000 a.C.*

"A humanidade se leva muito a sério. É o pecado original do mundo. Se o homem das cavernas soubesse rir, a história teria sido diferente." *Oscar Wilde*

"A chegada de um grupo de comediantes numa cidade tem influência muito mais benéfica sobre a saúde da população do que a chegada de vinte asnos carregados de remédios." *Thomas Sydenham*

"Um santo triste é um triste santo." *São Francisco de Sales*

"Felizes os que sabem rir de si mesmos: nunca terminarão de se divertir." *Anônimo*

"Um homem que cessou de rir é um homem que cessou de viver." *Anônimo*

"Um coração alegre cura como um remédio. Um espírito magoado seca os ossos." *Provérbio bíblico*

QUESTÕES DE SAÚDE

De fato, estudos atuais mostram que as pessoas que riem (inclusive de si mesmas) tendem a se curar mais rapidamente de doenças em geral e a viver mais.

O dr. Niven (2004) ensina que rir é um dos cem segredos das pessoas saudáveis.

Portanto, viva os Doutores da Alegria, que, fazendo rir os pacientes, aceleram sua cura e mitigam seus sofrimentos. Viva o dr. Christian Schaller, o famoso dr. Soleil, presidente das Edições *Vivez Soleil* e da *Santé Soleil*, o qual, em companhia de Kinou le Clown, apresenta, desde 1987, espetáculos sobre os benefícios do riso. Viva todos os Nhôs Toticos, todos os Gordos e Magros, todos os Totós, todos os palhaços Arrelia e toda a plêiade de comediantes do mundo inteiro que não se preocuparam em passar mensagens "sérias" e sisudas: queriam, apenas e simplesmente, fazer rir.

PROBIÓTICOS

Denomina-se probiose à capacidade dos germes normalmente existentes no intestino de resistir aos organismos patogênicos (causadores de doenças). Por vezes, essa capacidade é afetada, tornando-se insuficiente, com estabelecimento de problemas gastrointestinais. Nesses casos, pode-se recorrer terapeuticamente aos probióticos.

Trata-se de organismos vivos que, introduzidos num ser humano, apresentam ação benéfica graças à normalização do balanço microbiano nos intestinos, mantendo o equilíbrio da flora intestinal. O famoso cientista russo Elie Metchnikoff, ganhador do Prêmio Nobel de Medicina em 1908, já no início do século passado apregoava a importância da ingestão de cultivos de lactobacilos para manter a saúde e prevenir a ocorrência de doenças.

O QUE É BOM SABER

Atualmente, para um produto ser considerado probiótico, além de possuir microorganismos vivos e inofensivos à saúde, deve resistir ao pH altamente ácido do suco gástrico, à ação da bile e demais sucos digestivos, bem como apresentar propriedades anticancerígenas e antimutagênicas.

A flora bacteriana normal do intestino humano é constituída por cerca de quatrocentas espécies bacterianas diversas.

Entre os microorganismos utilizados como probióticos, podem-se citar: *Lactobacillus acidophilus*, *Lactobacillus casei*, *Lactobacillus bulgaricus*, *Saccharomyces boulardii*, *Streptococcus thermophilus* etc. Podem ser componentes de alimentos industrializados ou encontrados em cápsulas. Exemplos de alimentos que contêm probióticos: iogurte, leite fermentado, sorvete de iogurte (*frozen yogurt*).

Os probióticos **combatem doenças do aparelho digestivo** (diarréia, flatulência, constipação intestinal, alergias alimentares etc.), agindo **como ativadores dos processos imunitários**, como **preventivos do câncer** e **redutores do colesterol sanguíneo** (por produzirem ácido lático, podem absorver colesterol intestinal, impedindo sua entrada na corrente sanguínea).

São produtos seguros, isentos de reações colaterais indesejáveis, recomendados em qualquer idade e também em portadores de imunodeficiências graves – como é o caso da Aids, em ocasiões nas quais os pacientes acometidos por essa doença apresentam diarréia de difícil controle.

Em animais, têm sido usados como estimulantes do crescimento e do desenvolvimento, em substituição a hormônios.

O mecanismo de ação dos probióticos não está ainda totalmente esclarecido, havendo numerosos estudos em curso a esse respeito.

QUESTÕES DE SAÚDE

RADICAIS LIVRES

São moléculas que em sua órbita externa apresentam elétron livre, desemparelhado, que gravita em sentido oposto ao dos demais elétrons, fazendo que essas moléculas desejem reunir-se a outras, tornando-as extremamente reativas.

Por vezes, essa união é benéfica, mas geralmente leva à formação de compostos extremamente nocivos, que contribuem decisivamente para o envelhecimento precoce, câncer, doenças auto-imunes, de auto-agressão, endurecimento das artérias e outras.

Existem fatores que aumentam o poder dos radicais livres e também outros que auxiliam a defesa do organismo contra eles.

Entre os primeiros, podem-se citar consumo imoderado de gorduras, principalmente frituras; utilização de panelas de alumínio; excesso de sal na alimentação; tabagismo; exposição demasiada à radiação solar e a radiações ionizantes (raio X, TV, microondas, computadores).

Já os fatores que defendem o organismo da ação dos radicais livres são conhecidos como defesas antioxidantes. Entre eles, citam-se: frutas em geral (particularmente castanha-do-pará, açaí, manga, laranja, goiaba, mamão, maçã com casca), hortaliças (espinafre, couve, cebola, tomate, abóbora) e cereais integrais (arroz, trigo).

A dieta anti-radicais livres baseia-se em evitar alimentos que produzem esses radicais e em consumir profusamente aqueles ricos em antioxidantes e nutrientes essenciais. De acordo com o dr. Elmer Cranton, tal dieta deve:

· Reduzir o consumo de todas as gorduras e óleos alimentares, uma vez que são a principal fonte de produção de ra-

O QUE É BOM SABER

dicais livres – especialmente se expostos à luz, calor e ar durante o processo de extração (pressão), engarrafamento e preparo dos alimentos.

- Reduzir o consumo de sal.
- Limitar a ingestão de grelhados preparados sobre carvão quente.
- Jamais consumir frituras.
- Evitar panelas de alumínio.
- Evitar refrigerantes, em particular os de tipo cola (com ou sem açúcar).
- Aumentar o consumo de fibras alimentares.
- Comer frutas e legumes frescos e inteiros em abundância, se possível logo após terem sido colhidos.
- Comer hortaliças, verduras e legumes, sempre que possível crus. Em lugar de óleos e molhos para saladas, usar suco de limão, alho, cebola ou ervas.

TÉTANO / VACINA ANTITETÂNICA

Se você se machucar e o ferimento começar a apresentar um aspecto feio, com pus e arroxeado, cuidado: pode ser início de tétano. Certo?

Não! Completamente errado. Embora freqüentemente o tétano tenha origem em ferimentos contaminados com terra ou produzidos por objetos sujos e enferrujados, nem sempre isso ocorre. Lesões mínimas, praticamente imperceptíveis, também podem levar ao aparecimento dessa doença.

No tétano, não surgem obrigatoriamente sintomas locais no ponto de penetração do germe (o *Clostridium tetani*). Mas seu primeiro sintoma, denominado *trismus*, torna impossível abrir a boca, devido à contratura intensa dos músculos da mastigação.

QUESTÕES DE SAÚDE

Com a progressão dessa grave doença (muitas vezes fatal), diversos outros músculos são acometidos, provocando contrações violentíssimas: câimbras bastante intensas, generalizadas e duradouras. Ao longo de toda a evolução do processo, o paciente permanece lúcido, justificando a afirmativa de que "o tetânico assiste ao próprio drama".

Esta doença, que causa enormes sofrimentos aos enfermos, é ainda mal conhecida – freqüentemente confundida com gangrena –, levando muitas vezes à morte.

Evitá-la, no entanto, é extremamente simples: basta estar em dia com a vacinação antitetânica, cujos reforços devem ser feitos como rotina de dez em dez anos, durante a vida inteira.

Fale com seu médico.

TRATAMENTOS E TERAPIAS

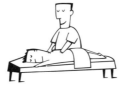

TRATAMENTOS E TERAPIAS

ACUPUNTURA

Embora relativamente pouco conhecida e utilizada no Brasil, a acupuntura constitui um dos processos terapêuticos mais antigos de que se tem notícia – na China, é utilizada há cerca de cinco mil anos.

No Ocidente, as primeiras referências a esse método foram feitas por Marco Polo e, posteriormente, no século XVII, pelos jesuítas. Mas somente em 1928, graças ao trabalho de Soulié de Morant, a acupuntura tornou-se mais conhecida e empregada. No Brasil, sua introdução deveu-se a Frederico Spaeth na década de 1950.

Essas considerações referem-se à acupuntura como ciência, pois a forma rudimentar e empírica sempre foi praticada em todo o mundo, inclusive por nossos indígenas.

A acupuntura age sobre a energia vital (energia *Ki*), que percorre o organismo em canais denominados meridianos. Tradicionalmente, empregam-se agulhas e calor resultante de uma erva, a artemísia (moxabustão). Modernamente, passaram-se a usar outros estímulos, tais como substâncias químicas, eletricidade, raio *laser*, ultra-som.

Embora a finalidade primeira da acupuntura seja a prevenção de doenças, ela age também no tratamento destas procurando restabelecer o equilíbrio energético – o equilíbrio da energia vital (*Ki*) –, normalizando sua distribuição e circulação no organismo.

Pode ser utilizada para o tratamento de qualquer doença, desde as mais simples até as mais graves. Como exemplos, podem-se citar males dos sistemas circulatório, respiratório, digestivo, urinário, nervoso, musculoesquelético, problemas otorrinolaringológicos, dermatológicos, metabólicos, emocionais, odontológicos, ginecológicos etc.

CURA POR IMPOSIÇÃO DAS MÃOS / CURA PRÂNICA

Prana ou *Ki* é a energia vital que mantém o organismo vivo e saudável. Na imposição das mãos, o terapeuta projeta seu prana, sua energia vital, transferindo-a para o paciente.

Se o terapeuta estiver doente ou enfraquecido, não deverá realizar a imposição das mãos, sob pena de transmitir más energias, energias doentes. Também não deverá proceder ao tratamento se estiver muito irritado, raivoso, pois poderá transmitir emoções negativas, agravando o estado de saúde do paciente.

Basicamente, existem três pranas: prana solar, prana do ar e prana do solo.

O primeiro pode ser obtido por exposição ao sol. O segundo é absorvido do ar pela respiração e também por centros de energia, os chamados chacras. O terceiro é absorvido pela sola dos pés – andar descalço aumenta muito a quantidade absorvida desse prana.

A água absorve prana da luz do sol, do ar e do solo, transmitindo-o ao homem.

TRATAMENTOS E TERAPIAS

Pessoas com grande quantidade de prana, de energia vital, podem projetá-la inconscientemente para os que estão a seu redor, os quais passam a sentir-se melhor e mais vitalizados. Ao contrário, pessoas esgotadas, depauperadas, podem absorver – consciente ou inconscientemente – o prana de outras, fazendo-as sentirem-se cansadas, combalidas, sem causa aparente (são os "vampiros de energia").

Nosso corpo físico é todo envolto por um corpo luminoso de energia, o chamado corpo bioplasmático, revelado recentemente por meio da fotografia Kirlian. Do mesmo modo que o corpo físico tem vasos finíssimos por onde circulam o sangue e a linfa, o corpo energético possui finíssimos canais bioplasmáticos invisíveis, por onde circula e é distribuída a energia vital.

O corpo de energia interpenetra o corpo físico e se estende de dez a treze centímetros além dele. Esse corpo de energia luminosa que segue os contornos do corpo físico é denominado aura interna. Ela pode estar diminuída em determinadas doenças (depleção prânica) ou aumentada em outras (congestão prânica).

As doenças manifestam-se no corpo energético antes de aparecerem no físico, e o estudo daquele mostrará com maior antecedência a existência da doença, mesmo que o exame físico ou os testes laboratoriais estejam normais. Dessa forma, poder-se-á atuar de forma muito mais precoce, impedindo até que a doença venha a se manifestar no corpo físico.

Os dois princípios básicos da cura prânica são: a limpeza ou remoção do chacra afetado e do órgão doente, e a energização destes com prana – às quais deve ser dado igual destaque. Existem técnicas adequadas para que o praticante da cura por imposição das mãos não se contamine com a energia doente do paciente.

São inúmeras as doenças tratáveis por meio da cura prânica, uma vez que o método pode ser aplicado em doenças leves ou graves, agudas ou crônicas, psíquicas ou orgânicas: de toda natureza, enfim.

DO-IN / SHIATSU

Estes dois métodos de micromassagem chinesa têm a mesma origem e baseiam-se nos mesmos princípios que a acupuntura. Nela são empregadas agulhas, calor, raio *laser* etc., enquanto no do-in e no shiatsu age-se sobre os meridianos com os dedos, quer para sedação ou para tonificação.

Geralmente, os estímulos produzidos pelas massagens têm período de ação bem menor do que aqueles produzidos pela acupuntura, motivo pelo qual o do-in e o shiatsu costumam ser repetidos várias vezes no mesmo dia.

Qual a diferença entre do-in e shiatsu? No primeiro, a pessoa faz massagem em si mesma; no segundo, em outra pessoa.

Como esses processos são análogos à acupuntura, suas indicações são as mesmas (ver ACUPUNTURA), levando-se em conta que as massagens quase sempre são feitas bilateralmente em pontos determinados.

HOMEOPATIA

Esta doutrina, estabelecida pelo médico alemão Samuel Hahnemann (1755-1843), fundamenta-se em alguns princípios básicos, como experiência no homem são, lei dos semelhantes, doses mínimas etc.

A homeopatia não é contra exames laboratoriais, radiografias, cirurgias, transfusões, ultra-sonografias, ressonân-

TRATAMENTOS E TERAPIAS

cias magnéticas ou quaisquer outros processos terapêuticos ou diagnósticos, desde que criteriosamente adotados e seguindo sempre o lema *primum non nocere* – primeiro não prejudicar.

Diz-se sempre que, em terapêutica, não se trata de homeopatia *versus* alopatia. Ambas têm seus méritos e suas limitações, devendo-se empregar uma ou outra dependendo de cada caso, de cada circunstância; dando, sempre que possível, preferência à homeopatia, que, além de normalmente eficaz, não apresenta efeitos colaterais indesejáveis.

Entretanto, ainda que constitua um processo terapêutico geralmente eficaz, a homeopatia não cura todas as doenças. Nos casos de, por exemplo, parasitoses intestinais, distúrbios endócrinos, meningites purulentas, septicemias e outras, o tratamento homeopático tem pouco ou nenhum valor. Cabe ao médico, com experiência e bom senso, decidir o que é melhor para seu paciente naquele momento.

IRIDODIAGNÓSTICO / DIAGNÓSTICO PELA ÍRIS

Íris é a parte colorida do olho. Quando se diz que uma pessoa tem olhos castanhos, negros, verdes ou azuis, está-se referindo à cor da íris.

Trata-se praticamente de um prolongamento do cérebro: é riquíssima em filamentos nervosos com as mesmas estruturas existentes naquele órgão. Cada célula do tecido de sustentação da íris tem dezenas de milhares de fibras nervosas ligadas diretamente ao encéfalo.

Sabe-se, há muitos séculos, que o exame da íris permite a localização do órgão enfermo, bem como a obtenção de informações sobre o estado geral de saúde da pessoa examinada.

O QUE É BOM SABER

Há referências ao iridodiagnóstico em publicações de Hipócrates e da Escola de Salerno, no século IX; a técnica é utilizada desde há muito na China e no Tibet. Atualmente, numerosos estudos e trabalhos são realizados a respeito deste método, já difundido mundo afora.

Todos os órgãos do organismo têm representação em locais bem conhecidos e determinados nessa estrutura do globo ocular. As doenças que acometem os variados órgãos causam modificações nesses locais, o que permite localizar a região afetada, detectando problemas anatômicos, funcionais, metabólicos, nutricionais e hormonais.

Existe, na verdade, um verdadeiro mapa da íris, com a localização precisa das representações de todos os órgãos do corpo humano. O mapa atualmente conhecido e mais freqüentemente utilizado deve-se ao americano dr. Bernard Jensen.

As modificações observadas são dinâmicas, desaparecendo à medida que a doença vai evoluindo para a cura. Visualizando a íris pode-se saber se o processo é agudo ou crônico, se trata-se de problema degenerativo ou causado por alimentação incorreta. Já os problemas superados deixam uma marca na íris, uma espécie de "cicatriz" que os diferencia dos males atuais. Cirurgias e mutilações deixam também suas marcas na íris.

No ano de 1832 o futuro médico húngaro Ignatz von Peczely, então com 10 anos de idade, capturou uma coruja, que durante o processo acidentalmente fraturou uma perna. Como se sabe, os olhos das corujas são muito grandes, com enormes íris, o que permitiu ao futuro doutor observar um traço que ia desaparecendo lentamente conforme a fratura curava-se, até reduzir-se a um pequeno sinal na íris. Conta-se que Peczely fraturou a outra perna do animal, notando no outro olho fatos idênticos ao anterior.

TRATAMENTOS E TERAPIAS

Mais tarde, já formado em medicina, Peczely estudou pormenorizadamente a questão, publicando a respeito, em 1867, obra intitulada *Descoberta no domínio da natureza e na arte de curar*, de grande repercussão na época.

Pode-se perfeitamente examinar a íris com uma boa lente de aumento, uma boa lupa e um foco de luz. Atualmente existem lupas iluminadas, bem como aparelhos – iridoscópios – que ampliam o campo observado e podem ser acoplados a máquinas fotográficas, além de eletrocâmaras computadorizadas das imagens.

A principal contribuição da iridologia à medicina é o fato de **localizar o órgão afetado pela doença de forma simples e barata**, substituindo muitas vezes exames extremamente dispendiosos e de alta complexidade.

MASSAGEM

(*Ver* DO-IN / SHIATSU)

MOXABUSTÃO

Técnica originária da China, onde é praticada há séculos, a moxabustão é basicamente uma "acupuntura térmica". Utilizam-se nela os mesmos pontos definidos pela acupuntura, evitando-se os da cabeça, do coração, dos genitais e os das proximidades das veias, de ferimentos e de queimaduras.

Seus estímulos térmicos são realizados pela combustão de uma planta, a artemísia, cujas folhas são trituradas até reduzirem-se a pó e, a seguir, peneiradas, transformando-se assim em uma massa homogênea: a chamada moxa.

A estimulação térmica é obtida pela aplicação de bastões ou de cones nos meridianos, definidos pela acupuntura, bem como pela moxa colocada sobre as agulhas de acupuntura. Dessas maneiras são removidos bloqueios que impedem o fluxo de energia.

Os bastões podem ser aplicados diretamente sobre a pele ou apenas aproximando-os dela. Os cones também podem ser aplicados sobre a superfície cutânea ou sobre fina camada de alho, cebola, gengibre ou sal grosso.

A moxabustão é indicada particularmente para pessoas com excesso de energia *yin* – indivíduos de constituição fraca, pouco enérgicos, friorentos ou com baixa resistência ao frio –, bem como deficiência da energia *yang* ou *Ki* (energia vital) em geral.

Suas indicações mais comuns referem-se aos **casos de debilidade orgânica, problemas musculares, determinadas formas de artrite, reumatismo crônico, certas perturbações nervosas.**

De modo geral, deve ser evitada nas doenças *yangs*, tais como infecções agudas e febres de quaisquer origens.

RADIESTESIA

É a ciência e a arte que permite captar a energia dos corpos e descobrir substâncias ocultas, sua natureza e a influência que exercem.

Todos os corpos – animais, vegetais ou minerais – emitem ondas, irradiações, emanações, que, desprendendo-se desses corpos, expandem-se para a atmosfera. Tais radiações podem ser, segundo sua natureza, benéficas ou nocivas.

Embora o termo radiestesia seja relativamente novo, o emprego dessa ciência e arte vem de tempos muito remotos: na China e no Japão era utilizada para examinar o subsolo antes

TRATAMENTOS E TERAPIAS

da construção de uma casa, a fim de evitar influências nocivas que pudessem emanar dali. Com o mesmo cuidado escolhia-se o local onde ficaria o leito, o quarto de dormir.

Antigamente, os praticantes da radiestesia o faziam de maneira escondida, às ocultas, temendo passar por feiticeiros – naquela época atribuía-se ao demônio a ocorrência de fenômenos cuja explicação não era conhecida. Posteriormente, com o advento da ciência e com estudos bem conduzidos, dissiparam-se o mistério e o temor, e a radiestesia passou a ocupar sua devida posição como método eficaz e científico.

Entre os instrumentos mais utilizados pelos radiestesistas estão o pêndulo e o aurímetro (ou *aurameter*).

Emprega-se habitualmente essa técnica para diagnóstico de desequilíbrios (doenças) físicos e mentais; escolha dos remédios adequados; pesquisa das radiações benéficas ou nocivas dos ambientes, permitindo anulá-las se necessário; localização de lençóis freáticos; determinação da influência benéfica ou maléfica de alimentos etc.

REIKI

Esta prática, originária do Tibet, tem como finalidade canalizar a energia vital por meio da imposição das mãos. Redescoberta no Japão em fins do século XIX pelo professor de teologia Mikao Usui (1865-1926), foi introduzida na América por volta de 1940 por Hawayo Takata.

Reiki, em japonês, pode ser traduzido como "energia vital do universo". Sua quantidade é ilimitada, e o reiki é um dos métodos que ensinam a captá-la. Ele visa a restabelecer o fluxo normal de energia vital (prana ou *Ki*), que vai reparar as partes doentes bem como proteger e nutrir de boa energia todo o organismo.

O QUE É BOM SABER

Consiste basicamente na imposição das mãos em determinadas partes do corpo, sem que o terapeuta reiki transmita sua energia ao paciente, limitando-se a ser um canal por meio do qual fluirá a energia vital do universo. O método pode ser aplicado em qualquer lugar e a qualquer hora, pois não requer nenhum equipamento especial.

Ministrado por mestres instrutores, o ensino formal do reiki – requisito básico para sua prática – é composto por três níveis de ensino básico mais o mestrado.

O reiki **atua nas mais diversas doenças** – leves ou graves, agudas ou crônicas, orgânicas ou psíquicas –, **reforçando os resultados de todos os tratamentos**. Constitui também **valioso instrumento de evolução pessoal, de eliminação de hábitos nocivos** e **de bloqueios emocionais**.

No *Manual Reiki* que Mikao Usui fornecia a seus discípulos lê-se:

Por hoje:
Não se zangue.
Não se preocupe.
Seja grato.
Trabalhe arduamente.
Seja gentil com todos.

RITOS DE REJUVENESCIMENTO DOS LAMAS DO TIBET

Estes cinco ritos foram divulgados no Ocidente num famoso *best seller* de Peter Kelder, que lhes atribui propriedades rejuvenescedoras, considerando-os inclusive a fonte da juventude.

Devem ser executados diariamente, 21 vezes cada, perfazendo um total de cerca de sete a dez minutos. Os iniciantes po-

TRATAMENTOS E TERAPIAS

dem realizar no começo apenas três ritos por vez, aumentando-os três por semana – na primeira semana, três vezes cada rito, seis vezes na segunda, nove na terceira, e assim por diante, até atingir o total de 21 vezes cada um dos cinco ritos.

Não se sabe se realmente revertem o processo de envelhecimento, dando às pessoas aparência muito mais jovem, fazendo até que desapareçam os cabelos brancos. É indubitável, entretanto, que sua prática regular melhora as funções orgânicas, fortalece a musculatura, ativa a circulação sanguínea e atua de modo favorável sobre a saúde global do indivíduo.

RPG

Estas letras representam as iniciais de Reestruturação Postural Global ou Reeducação Postural Global, técnica fisioterápica idealizada pelo francês Phillipe Sauchard e introduzida no Brasil na década de 1980. A RPG visa, após avaliação postural detalhada do indivíduo, a reeducar o corpo e a respiração, por meio de posturas adequadas e relaxamento dos músculos, de forma progressiva e suave.

O método compõe-se de oito posturas básicas que podem ser mescladas pelo terapeuta, dependendo de cada caso. Com o decorrer das sessões, o paciente aprende a conhecer sua respiração e o posicionamento correto do corpo, que acabará se tornando automático.

A RPG é **indicada para dores crônicas provocadas por más posturas** – o que acontece, por exemplo, com crianças que permanecem sentadas incorretamente em frente a aparelhos de videogame, computadores etc. –, bem como por **posições viciosas decorrentes de asma crônica e outros problemas respiratórios**. Costuma trazer também **bons resultados em casos de**

desvios da coluna vertebral (escolioses e outros), **ciática, hérnias de disco, lombalgias** e **fibromialgias**.

O número de sessões de RPG depende de cada patologia e de cada caso — desde uma única sessão até vários anos de tratamento.

SAUNA

Na sauna, devido ao calor intenso, há dilatação dos poros com produção de suor, fazendo que sejam eliminadas impurezas e toxinas do organismo.

A técnica correta consiste em permanecer na sauna durante cerca de dez minutos, tomando duchas frias em seguida. Devem ser feitas de três a quatro sessões consecutivas, com intervalos de descanso de quinze a vinte minutos entre elas. Recomenda-se utilizar a sauna uma ou duas vezes por semana.

Existem dois tipos de sauna: seca e a vapor (úmida).

A primeira é mais recomendada contra obesidade, reumatismo, diabetes e problemas circulatórios. Já a úmida tem indicação para processos catarrais do aparelho respiratório (bronquites, sinusites e outros).

Ambas atuam favoravelmente contra problemas menstruais, doenças de pele (eczema, psoríase), nervosismo, depressão e nevralgias.

As saunas são contra-indicadas para hipertensos e pessoas que tiveram derrame cerebral (AVC), com processos infecciosos muito agudos e febre muito alta.

SHANTALA

O dr. Frèdèrick Leboyer, médico de profissão e poeta de coração, numa favela em Calcutá, na Índia, encontrou uma jovem

TRATAMENTOS E TERAPIAS

paralítica que todas as manhãs, ao sol, massageava seu bebê. Essa prática oferecia contato, amor e carinho pela comunicação entre a mão da mãe e a pele do bebê, realizada de forma atenta e silenciosa.

Interessado, o dr. Leboyer aprendeu a técnica dessa massagem, que batizou com o nome da jovem que lhe ensinou: Shantala. Entusiasmado com os resultados, por meio de artigos e livros, o médico divulgou ao mundo a técnica, tão simples e eficaz.

Recomenda-se o início da aplicação do método a partir do primeiro ou segundo mês de vida da criança. No verão, praticá-lo ao ar livre, ao sol, nas primeiras horas da manhã. Não realizar a massagem se o bebê estiver resfriado, com febre, diarréia ou apresentar sinais de infecção. A fim de evitar choques térmicos, indica-se o uso de óleos vegetais levemente aquecidos.

A Shantala estimula o fluxo de energia no organismo, aumenta a oxigenação dos tecidos, favorece a respiração, tem ação relaxante, previne cólicas, atua eficazmente contra prisão de ventre e insônia.

URINOTERAPIA

Conhecida também como "amaroli" ou "água da vida", a urinoterapia não é modismo inconseqüente; pelo contrário, seu emprego remonta a muitos milhares de anos, tendo sido citada em livros de Galeno, Plínio e outros autores da Antiguidade. Na Índia Antiga, tal terapia era mantida em segredo, utilizada apenas pelos iogues e adeptos do Tantra. A medicina ayurvédica também a emprega há milênios.

Uma das maiores figuras da história da humanidade, o mahatma Gandhi bebia diariamente um copo de sua urina.

O QUE É BOM SABER

O primeiro-ministro indiano Shri Morarji Desai, nos anos 1970, exortava todo o povo indiano a tomar urina a fim de aumentar a saúde e a vitalidade. Os lamas do Tibet praticavam a ingestão de urina para se manter em boa saúde e forma física até idades bastante avançadas. Foi desses lamas que Sir Morris Wilson aprendeu esse ensinamento e o utilizou durante sua escalada ao pico do monte Everest.

São incontáveis as pessoas e os povos que conhecem e praticam a urinoterapia, quer sob a forma de ingestão (amaroli) ou de aplicação local (vajroli).

Muitos indivíduos nem ao menos ousam experimentar tal prática, considerando-a perigosa e nojenta. Porém, a urinoterapia é totalmente destituída de efeitos nocivos, podendo ser utilizada por qualquer pessoa, independentemente de idade ou estado de saúde.

O gosto da urina depende do estado de saúde e dos hábitos do indivíduo: desde um sabor execrável (nos carnívoros, por exemplo) até um sabor agradável (nos vegetarianos e pessoas que se alimentam de modo natural).

Considera-se que a melhor urina para ser tomada é a primeira do dia, pela manhã em jejum, desprezando-se o primeiro jato e a porção final. Deve-se, portanto, beber a urina eliminada pelo jato médio, intermediário.

Muitos não aceitam a urinoterapia, argumentando que seu mecanismo de ação não é explicado *in totum*. Mas numerosos remédios alopáticos largamente usados não têm seu modo de ação totalmente esclarecido. Além disso, como sabiamente afirma o dr. Christian Schaller: contra fatos não há argumentos.

Esse mesmo médico refuta o argumento de que a urina, por se tratar de uma eliminação do organismo,

TRATAMENTOS E TERAPIAS

só pode ser tóxica, não devendo ser ingerida. O dr. Schaller compara a urina a folhas caídas de uma árvore, que vão para o solo e depois de transformadas em húmus voltam à planta, passando a constituir sua seiva.

Realmente, a urina contém minerais, vitaminas, hormônios, substâncias de defesa, enzimas e outras de grande valia para o organismo, que, reaproveitadas, podem-lhe ser de grande utilidade.

A urinoterapia tem acentuada **ação rejuvenescedora, estimula as funções imunológicas, age como repelente de insetos e é curativa em suas picadas** (aplicação local), **na psoríase** (também em aplicação local), **em feridas abertas** (idem), **contra o mau hálito e problemas das gengivas**, é **diurética, atua favoravelmente na bronquite, em problemas da próstata, reumatismo, queda de cabelos, verrugas** (em aplicações locais, assim como se pode fazê-las com saliva em jejum). **Há relatos de cura de câncer pela urinoterapia.**

BIBLIOGRAFIA

ADELEKAN, M. L. "Psychosocial correlates of alcohol, tobacco and cannabis use: findings from a Nigerian University". *Drug and Alcohol Dependence*, Richmond, Virgínia, v. 33, a. 3, p. 247-56, 1993.

AHMED, F.; BROWN, D. R.; GRY, L. E.; SAADATMAND, F. "Religious predictors of cigarette smoking: finding for african-american women of childbearing age". *Behavioral Medicine*, Berlim, v. 20, a. 1, p. 34-43, 1994.

ALEXANDER, C. N. *et al.* "Treating and preventing alcohol, nicotine, and drug abuse through transcendental meditation: a review and statistical meta-analysis". *Alcoholism Treatment Quarterly*, Texas, n. 11, p. 13-87, 1994.

AMOATENG, A. Y.; BAHR, S. J. "Religion, family, and adolescent drug use". *Psychological Perspectives*, Los Angeles, n. 29, p. 53-73, 1986.

ANDERSON, B. *Alongue-se*. 22ª ed. São Paulo: Summus, 1983.

ARMSTRONG, J. W. *The water of life*. Londres: The C.W. Daniel Company, 1944.

BARDO, L.; RAZANAMAHAY, J.; SCHALLER, C. T.; SCHALLER-NITELET, F.; VYAS, K. *Amaroli*. Genebra: Vivez Soleil, 1993.

BONTEMPO, M. "Hidroterapia". In: EIRÓ GONSALVES, P. *Medicinas alternativas*. São Paulo: Ibrasa, 2003.

BOURDOUX, P. *Notions pratiques de radiesthésie pour les Missionaires*. Tournai/Paris: Casterman, Maison de la Radiesthésie, 1939.

BUCKLAND. *Dicionário Bíblico Universal de Buckland*. São Paulo: Vida, 1981.

CHOPRA, Deepak. Entrevista ao repórter Guto Abranches no programa Almanaque, Globo News, jun. 1999.

COLLUCCI, Cláudia. "Ginko biloba pode causar danos aos rins e convulsões". *Folha de S.Paulo*, São Paulo, 15 mai. 2004.

COOPER, K. *Aerobics*. Nova York: M. Evans and Company Inc., 1968.

"Cozinheira do Instituto da Criança ganha concurso Ultragaz". *Informe Criança* (Publicação mensal do Instituto da Criança Prof. Pedro de Alcântara do Hospital das Clínicas da FMUSP), São Paulo, fev. 2005.

CRANE, E. *O livro do mel*. São Paulo: Nobel, 1983.

CRANTON, E.; BRECHER, A. *Quelação: uma nova arma da medicina*. Porto Alegre: D. C. Luzzatto, 1988.

DANTAS, F. *O que é homeopatia*. São Paulo: Brasiliense, 1984.

DULCETTI JUNIOR, O. *Pequeno tratado de acupuntura tradicional chinesa*. São Paulo: Organização Andrei, 2001.

EIRÓ GONSALVES, P. *Alimentos que curam*. 17ª. ed. São Paulo: Ibrasa, 2004.

____. *Como eu como*. São Paulo: MG, 2004.

____. *Espiritualidade e drogas*. Monografia (Aprimoramento em Dependências Químicas). Instituto e Departamento de Psiquiatria, Grupo Interdisciplinar de Estudos de Álcool e Outras Drogas

(Grea), Programa de Atenção à Mulher Dependente Química (Promud), Hospital das Clínicas, Faculdade de Medicina, Universidade de São Paulo, São Paulo, DATA.

_____. *Frutas que curam*. São Paulo: MG, 2002.

_____. *Homeopatia em odontologia*. São Paulo: Organização Andrei, 1992.

_____. *Livro dos alimentos*. São Paulo: MG, 2002.

_____. "Tétano". In: *Tudo sobre a criança*. São Paulo: Ibrasa, 2003.

EIRÓ GONSALVES, P.; LINHARES, W. "Homeopatia". In: EIRÓ GONSALVES, P. *Medicinas alternativas*. São Paulo: Ibrasa, 2003.

ESTEVES, T. "Programa de alongamento para 99 músculos". *Sport Life*, São Paulo, a. 4, n. 39, p. 40-50, fev. 2005.

FAGUNDES NETO, U. *et al*. "Água-de-coco: variações de sua composição durante o processo de maturação". *Jornal de Pediatria*, Sociedade Brasileira de Pediatria, Porto Alegre, v. 65, p. 17-21, 1989.

FIGUEIREDO, R. "A verdadeira história do reiki". *Jornal Alternativo*, São Paulo, nov./dez. 1999.

FURLENMEIER, M. *Plantas curativas y sus propiedades medicinales*. Suíça: Schwitter Zug, 1984.

GELDERLOOS, P. *et al*. "Effectiveness of transcendental mediation program in preventing and treatment of substance misuse: a review". *International Journal of the Addictions*, Texas, n. 26, a. 3, p. 293-325, 1991.

GERCHMANN, Léo. "Chocolate com soja não engorda e reduz a produção de radicais livres". *Folha de S.Paulo*, São Paulo, 26 mar. 2005.

GORSUCH, R. L. "Assessing spiritual variables in Alcoholics Anonymous". In: MCCRADY, B. S.; MILLER, W. R. (eds.). *Research on Alcoholics Anonymous: opportunities and alternatives*. New Brunswick: Rutgers Center of Alcohol Studies, 1993, p. 301-18.

HARBOR, S. "Radiestesia, você e o meio". In: EIRÓ GONSALVES, P. *Medicinas alternativas*. 2ª. ed. São Paulo: Ibrasa, 1996.

HARDESTY, P. H.; KIRBY, K. M. "Relation between family religiousness and drug use within adolescent peer groups". *Journal of Social Behavior and Personality*, Palmerstone North, Nova Zelândia, n. 10, a. 2, p. 421-30, 1995.

HIRSCH, S. *O melhor da festa*. Rio de Janeiro: Correcotia, 1995.

HOLLAENDER, V. P. "Terapia floral". In: EIRÓ GONSALVES, P. *Medicinas alternativas*. São Paulo: Ibrasa, 2003.

HOUAISS, A. *Dicionário Houaiss da Língua Portuguesa*. Rio de Janeiro: Objetiva, 2001.

KARACH."Cura pelo óleo de girassol?". *ComTAPS*, São Paulo, n. 6, 1991.

KELDER, P. *A fonte da juventude*. 31ª. ed. São Paulo: Best Seller, 2000.

KRASEVEC, J. A.; GRIMES, D. C. *Hidroginástica*. São Paulo: Hemus, s/d.

LAGE, A. "Guloseimas enriquecidas". *Folha de S.Paulo*, São Paulo, Caderno Equilíbrio, 22 fev. 2007.

LAST, W. *Magnesium chloride for health and rejuvenation*. In: http://users.mrbean.net.au/~wlast/magnesiumchloride.html. Último acesso em 8 abr. 2008.

LAROUSSE. *Grande Enciclopédia Delta Larousse*. Rio de Janeiro: Delta, 1971.

LEBOYER, F. *Shantala: massagem para bebês*. São Paulo: Ground, 1995.

LINHARES, W. *ABC da homeopatia*. São Paulo: Instituto Plantarum de Estudos da Flora, 1979.

LORENZI, H.; MATOS, F. J. *Plantas medicinais no Brasil: nativas e exóticas*. Nova Odessa: Insituto Plantarum de Estudos da Flora, 2002.

LOTUFO NETO, F. *Psiquiatria e religião: a prevalência de transtornos mentais entre ministros religiosos*. 1977. Tese (Título de Livre-Docente no Departamento de Psiquiatria). Faculdade de Medicina de São Paulo, São Paulo, 1997.

"Malhação debaixo d'água". *O Estado de S. Paulo*, São Paulo, 8. mar. 1992.

MANTOVANI, F.; BIDERMAN, I. "Entenda, de A a Z, por que a gordura transversa é a pior de todas". *Folha de S.Paulo*, Caderno Equilíbrio, São Paulo, 28 jul. 2005.

MARTINS LEITE, E. "Acupuntura". In: EIRÓ GONSALVES, P. *Medicinas alternativas*. São Paulo: Ibrasa, 2003.

MCATEE, R. *Alongamento facilitado por FNP (Facilitação Neuromuscular Proprioceptiva)*. São Paulo: Manole, 1988.

MILLER, W. R.; BENNETT, M. E. (dir.) et al. *Scientific research on spirituality and health: a consensus report*. Sponsored by The John Templeton Foundation, Nova York, Oct. 1st 1997.

MORGAN, R. *Enciclopédia das Ervas e Plantas Medicinais*. São Paulo: Hemus, s/d.

NIVEN, D. *Os 100 segredos das pessoas saudáveis*. Rio de Janeiro: Sextante, 2004.

NYOITI, S. (George Oshawa). *Macrobiótica Zen*. 8ª. ed. Porto Alegre: Associação Macrobiótica de Porto Alegre, 1985.

"O café ainda gera polêmica". *Ervas e Plantas*, n. 11. a. II.

PAIVA, L.; CRUZ, G.; PECORA FILHO, L. "Boca, ouvidos, nariz e garganta". In: EIRÓ GONSALVES, P. *Tudo sobre a criança*. São Paulo: Ibrasa, 2003.

PANIZZA, S. *Plantas que curam (cheiro de mato)*. São Paulo: Ibrasa, 1998.

PARK, Y. K.; IKEZAKI, M.; MATIAS DE ALENCAR, S. "Classificação da própolis brasileira a partir de suas características físico-químicas e propriedades biológicas". *Mensagem Doce*, Associação Paulista de Apicultores, Criadores de Abelhas Melificas Européias, São Paulo, n. 58, set. 2000.

PASTORINO, M. L. *La medicina floral de Edward Bach*. Buenos Aires: Club de Estudio, 1987.

POUCAS E BOAS. "Própolis brasileiro contra o câncer". *Folha de S.Paulo*, São Paulo, 31 mar. 2005.

PRADA, I. *A questão espiritual dos animais*. São Paulo: Fé, 1998.

RICHTER, H. B. (org.). *Aprendendo a respeitar a vida*. São Paulo: Paulus, 1997.

SALGADO, J. Mastrodi. *Faça do alimento o seu medicamento*. 6ª. ed. São Paulo: Madras, 2002.

SALOMON, P. E.; DE VEAUX, R. D.; ADAMS, F.; SILVER, A.; ZIMMER, J. "Ginkgo fails important memory test". *Journal of the American Medical Association*, Chicago, 21 ago. 2002.

SERVAIS, P. M. (org.). *Larousse da Homeopatia*. São Paulo: Larousse do Brasil, 2003.

SHALLER, C. T.; KINOU LE CLOWN. *Rire pour Gai-Rire*. Genebra: Vivez Soleil, 1994.

SILVA JUNIOR, M. "Acidentes por certos animais peçonhentos". In: EIRÓ GONSALVES, P. *Tudo sobre a criança*. São Paulo: Ibrasa, 2003.

SMITH, H. *Macrobiótica Zen para o Brasil*. São Paulo: Hagaesse, 1994.

SOLEIL. *Apprende à se detoxiquer*. 4ª. ed. Genebra: Soleil. 1989.

____. *Graines germes, jeunes pousses: une revolution dans l'alimentation*. Genebra: Soleil, 1989.

____. *Guide dês regimes*. Genebra: Soleil, 1987.

SPILKA, B.; SHAVER, P.; KIRKPATRICK., L. A. "A general attribution theory for the psychology of religion". *Journal for the Scientific Study of Religion*, Nova York/Michigan, n. 24, p. 1-20, 1985.

STURMER, J. *Comida, um santo remédio.* 3ª. ed. Petrópolis: Vozes, 2003.

SUI, C. K. *Milagres da cura prânica.* São Paulo: Ground, 1998.

TAUB, E.; STEINER, S. S.; WEINGARTEN, E.; WALTON, K. G. "Effectiveness of broad spectrum approaches to relapse prevention in severe alcoholism: a long-term randomized, controlled-trial of transcendental meditation, EMG biofeedback, and electronic neurotherapy". *Alcoholism Treatment Quarterly*, Texas, n. 11, p. 187-220, 1994.

TEDPENINO, A. M. "Espiritualidade – Relações e conexões". *Grande Sinal – Receita de Espiritualidade.* Instituto Teológico Franciscano, Petrópolis, ano 53, fasc. 6, nov./dez. 1999.

TSALAKY, T. *Lutando pela vida.* São Paulo: Paulus, 2004.

VASCONCELLOS, J. R. *Nossos olhos são o espelho do que comemos.* São Paulo: Associação Macrobiótica de São Paulo, 1980.

VIVEIROS, Mariana. "Respeito é bom e eu gosto". *Folha de S.Paulo*, São Paulo, 25 nov. 2004.

VOISIN, H. *Matiere Medicale du Praticien Homeopathe.* 2ª. ed. Paris: Maloine Editeur & Laboratoires Homoeopathiques de France, 1976.

VOORHEES, C. C.; STILMAN, F. A.; SWANK, R. T. *et al.* "Heart, body, and soul: impact of church-based smoking cessation interventions on readiness to quit". *Preventive Medicine*, Nova York, n. 25, a. 3, p. 277-85, 1996.

YUGURES, A. "Acompanhamento espiritual e pastoral do dependente químico". *O Mundo da Saúde*, São Paulo, v. 23, a. 23, jan./fev. 1999.

ZAGO, Frei R. *Câncer tem cura!* 28ª. ed. Petrópolis: Vozes, 2000.

ZULIANI, L. R. *Condição física: planejamento geral e específico.* São Paulo: MacGraw-Hill, 1980.

ÍNDICE REMISSIVO

[A]

ÁCIDOS GRAXOS ÔMEGA-3 - Linhaça, Peixes.

ACNE - Copaíba, Magnésio, Melaleuca / *Tea tree*.

ADOLESCÊNCIA E DROGAS - Alimentação e beleza, Espiritualidade e drogas.

"AFINAR O SANGUE" - Cogumelo do sol, *Ginkgo biloba*, Guaraná, Linhaça, Peixes.

AFRODISÍACO - Fáfia.

AFTAS - Calêndula, Guaçatonga, Malva, Própole, Romã, Sálvia.

AGITAÇÃO - Calçados aconselhados e desaconselhados, Florais, Hipérico, Ioga.

AIDS (Ver também IMUNIDADE) - Probióticos, Unha-de-gato.

ALCOOLISMO - Espiritualidade e drogas.

ALERGIA - Probióticos, Soja.

ANALGESIA - Acupuntura, RPG.

ANEMIAS - Acupuntura, Águas minerais, Clorofila, Mel.

ANSIEDADE - Calçados aconselhados e desaconselhados, Florais, Hipérico, Ioga.

ANTI-SÉPTICOS - Umeboshi.

APETITE - Mate.

ARTERIOSCLEROSE - Guaraná, Radicais livres, Vegetarianismo.

ARTRITISMO - Erva-baleeira, Moxabustão, Soja, Unha-de-gato, Vegetarianismo.

ARTROSES - Girassol, Magnésio, Moxabustão, Unha-de-gato.

ASMA - Cogumelo do sol, Imburana, Lótus, Magnésio, Poejo, RPG, Zedoária.

ATEROSCLEROSE - Gorduras trans.

AUTO-ESTIMA - Alimentação e beleza, Exercícios aeróbios e anaeróbios, Hidroginástica, Ioga, Musculação.

[B]

BOCA, Problemas da - Calêndula, Guaçatonga, Malva, Própole, Romã, Sálvia, Urinoterapia.

BRONQUITE - Acupuntura, Bálsamo, Cogumelo do sol, Guaco, Hipérico, Imburana, Jaborandi, Lótus, Poejo, RPG, Sauna, Urinoterapia, Zedoária.

[C]

CABELO - Andiroba, Babosa, Cogumelo do sol, Jaborandi, Massagem do couro cabeludo, Trigo germinado, Urinoterapia.

CÂIMBRAS - Acupuntura, Magnésio.

CÁLCULOS RENAIS - Chá, Pata-de-vaca.

CALVÍCIE - Cabelo.

CÂNCER - Águas minerais, Alimentação colorida, Alimentos lactofermentados, Arroz integral, Babosa, Chá, Cogumelo do sol, Fibras alimentares, Linhaça, Magnésio, Própole, Radicais livres, Soja, Unha-de-gato, Urinoterapia, Vegetarianismo.

CATARRO - Bálsamo, Jaborandi, Lótus, Malva, Poejo, Sauna, Zedoária.

CELULITE - Centela.

CHULÉ - Maus odores.

CIÁTICA - RPG.

CICATRIZANTE - Copaíba, Melaleuca / *Tea tree*.

CIRCULAÇÃO SANGUÍNEA - Acupuntura, Canola, Cogumelo do sol, Exercícios aeróbios e anaeróbios, *Ginkgo biloba*, Girassol, Gorduras trans, Hidroginástica, Ioga, Linhaça, Pilates, Sauna.

CISTITE - Feijão azuki, Melancia, Retenção de fezes e urina.

COCEIRA - ver PRURIDO.

COLESTEROL - Alimentos *diet* e *light*, Banchá, Cogumelo do sol, Exercícios aeróbios e anaeróbios, Goiaba, Gorduras trans, Guaraná, Ioga, Linhaça, Magnésio, Melancia, Pata-de-vaca, Peixes, Probióticos, Soja, Tomate, Vegetarianismo.

CÓLICAS - Coentro, Funcho / erva-doce, Gengibre, Shantala.

COLUNA VERTEBRAL, Problemas de - Hidroginástica, Ioga, Magnésio, Pilates, RPG.

CONCENTRAÇÃO, Falta de - Café, Clorofila, *Ginkgo biloba*, Ioga.

CONJUNTIVITES - Eufrásia.

CONTUSÕES - Gelo.

CONVALESCENÇA - Águas minerais, Fáfia, Geléia real.

COORDENAÇÃO - Pilates.

COQUELUCHE (Tosse comprida) - Cloreto de Magnésio, Lótus, Magnésio, Poejo.

CORAÇÃO - Alimentação colorida, Canola, Exercícios aeróbios e anaeróbios, Girassol, Ioga, Soja.

CRAVOS - Melaleuca / *Tea tree*.

CRESCIMENTO - Levedura de Cerveja, Maxixe.

[D]

DEPRESSÃO - Acupuntura, Exercícios aeróbios e anaeróbios, Fáfia, Florais, Gorduras trans, Guaraná, Hipérico, Ioga, Linhaça, Moxabustão, Peixes, Sauna.

DESIDRATAÇÃO - Coco-da-baía.

DESINTOXICAÇÃO - Arroz integral, Clorofila, Ioga, Jaborandi, Jejum, Sauna, Umeboshi.

DESODORANTES - Clorofila, Limão.

DIABETES - Acupuntura, Alimentação colorida, Alimentos *diet* e *light*, Fáfia, Levedura de Cerveja, Sauna, Yakon/batata yakon.

DIABETES - Alimentos *diet* e *light*, Estévia, Pata-de-vaca.

DIARRÉIA - Acupuntura, Alimentos lactofermentados, Banana, Banchá, Barbatimão, Chá, Coco-da-baía, Goiaba, Guaraná, Probióticos, Romã.

DIGESTIVOS - Águas minerais, Banchá, Café, Cáscara sagrada, Clorofila, Coentro, Funcho/erva-doce, Gengibre, Mastigação, Mate, Poejo, Probióticos, Umeboshi, Zedoária.

DIURÉTICO - Amora, Banchá, Estévia, Melancia, Pata-de-vaca, Sabugueiro, Urinoterapia.

DIVERTÍCULOS - Fibras alimentares, Retenção de fezes e urina.

DOENÇAS DE AUTO-AGRESSIVIDADE - Radicais livres.

DOENÇAS EM GERAL - Alimentação colorida, Cura por imposição das mãos / Cura prânica, Exercícios aeróbios e anaeróbios, Florais, Girassol, Homeopatia, Ioga, Iridodiagnóstico / Diagnóstico pela íris, Magnésio, O poder do riso, Pirâmide alimentar, Radicais livres, Radiestesia, Reiki, Vegetarianismo.

DOR DE CABEÇA - Girassol, Hipérico.

DOR DE DENTES - Acupuntura, Girasol.

DOR DE GARGANTA - Acupuntura, Águas minerais, Barbatimão, Calêndula, Copaíba, Gengibre, Malva, Própole, Romã, Sálvia.

DORES MUSCULARES - Erva-baleeira, Ioga, Moxabustão, Pilates, RPG.

DROGAS - Espiritualidade e drogas.

[E]

ECZEMA - Águas minerais, Bálsamo, Clorofila, Cogumelo do sol, Erva-de-bicho, Magnésio.

ENVELHECIMENTO PRECOCE - Acupuntura, Banchá, Clorofila, Exercícios aeróbios e anaeróbios, Geléia real, *Ginkgo biloba*, Guaraná, Hidroginástica, Ioga, Magnésio, Radicais Livres, Soja, Trigo germinado, Umeboshi, Urinoterapia.

ENXAQUECA - Guaraná.

ERISIPELA - Águas minerais, Babosa, Barbatimão, Calêndula, Copaíba, Erva-de-bicho, Guaçatonga, Própole.

ESCARAS DE DECÚBITO (Ver também FERIDAS, ÚLCERAS) - Sálvia.

ESPINHAS - ver ACNE.

ESTIMULANTES GERAIS - Fáfia, Guaraná.

ESTOMATITE (Ver também BOCA, Problemas da) - Calêndula, Guaçatonga, Malva, Própole, Romã, Sálvia, Urinoterapia.

ESTRESSE - Exercícios aeróbios e anaeróbios, Fáfia, Ioga, Pilates.

[F]

FACULDADES INTELECTUAIS - Café, Clorofila, Exercícios aeróbios e anaeróbios, *Ginkgo biloba*, Ioga.

FADIGA CRÔNICA - Fáfia, Guaraná, Hidroginástica, Magnésio, Mate, Moxabustão, Pilates, Umeboshi.

FEBRE - Chá, Jaborandi.

FEBRE - Sabugueiro.

FENILCETONÚRIA - Alimentos *diet* e *light*.

FERIDAS - Andiroba, Babosa, Bálsamo, Barbatimão, Calêndula, Copaíba, Erva-baleeira, Erva-de-bicho, Guaçatonga, Malva, Melaleuca / *Tea tree*, Própole, Sálvia, Urinoterapia.

FERIMENTOS - Andiroba, Babosa, Bálsamo, Barbatimão, Calêndula, Copaíba, Erva-baleeira, Guaçatonga, Magnésio, Malva, Melaleuca / *Tea tree*, Própole, Sálvia, Urinoterapia.

FIBROMIALGIA - Ioga, Moxabustão, Pilates, RPG.

FÍGADO - Águas minerais, Poejo, Zedoária.

FÍGADO - Cáscara sagrada, Cardo-mariano, Zedoária.

153

FISSURAS ANORRETAIS - Fibras alimentares, Retenção de fezes e urina.

FLATULÊNCIA - Café, Coentro, Funcho / erva-doce, Gengibre, Guaraná, Poejo, Probióticos, Umeboshi, Zedoária.

FLEBITE - Castanha-da-índia.

FORÇA E FLEXIBILIDADE MUSCULARES - Exercícios aeróbios e anaeróbios, Hidroginástica, Ioga, Musculação, Pilates.

FRIEIRA - ver MICOSES.

FURUNCULOSE - Magnésio.

[G]

GASES - ver FLATULÊNCIA.

GENGIVITE - Acupuntura, Calêndula, Guaçatonga, Malva, Própole, Romã, Sálvia, Urinoterapia.

GINECOLOGIA (ver também MIOMA) - Acupuntura, Barbatimão, Girassol, Ioga, Sauna, Soja, Unha-de-gato, Uxi.

GOTA - Águas minerais, Clorofila, Erva-baleeira, Soja, Vegetarianismo.

GRIPE - Jaborandi, Lótus.

[H]

HALITOSE - ver MAU HÁLITO.

HEMORRAGIAS - Barbatimão, Gelo.

HEMORRÓIDAS - Castanha-da-índia, Erva-de-bicho, Fibras alimentares, Retenção de fezes e urina, Vegetarianismo.

HEPATITE - ver FÍGADO.

HERPES - Unha-de-gato.

HIPERTENSÃO - ver PRESSÃO ARTERIAL.

IMUNIDADE (Sistema imunológico) - Alimentos lactofermentados, Cogumelo do sol, Equinácea, Fáfia, Linhaça, Magnésio, Probióticos, Radicais Livres, Unha-de-gato, Urinoterapia.

[I]

INFLAMAÇÕES - Andiroba, Babosa, Calêndula, Copaíba, Equinácea, Erva-baleeira, Guaçatonga, Malva, Própole, Unha-de-gato.

INSÔNIA - Acupuntura, Exercícios aeróbios e anaeróbios, Ioga, Shantala.

IRRITABILIDADE - Calçados aconselhados e desaconselhados, Florais, Hipérico, Ioga.

[L]

LABIRINTITE - Acupuntura.

LAXATIVOS - Sena, Cáscara sagrada.

LEITE, Aumentar a secreção de - Funcho / erva-doce.

LEUCEMIA (ver também CÂNCER) - Própole.

[M]

MAU HÁLITO - Clorofila, Escovação da língua, Sálvia, Umeboshi, Urinoterapia.

MAUS ODORES (ver também DESODORANTES) - Calçados aconselhados e desaconselhados.

MELANOMA - Fáfia.

MEMÓRIA - Café, Clorofila, *Ginkgo biloba*, Trigo germinado.

MENOPAUSA - Ioga, Linhaça, Soja.

MICOSES - Calçados aconselhados e desaconselhados, Melaleuca / Tea tree.

MIOMA - Unha-de-gato, Uxi.

[N]

NERVOSISMO - ver ANSIEDADE, AGITAÇÃO, IRRITABILIDADE.

NEVRALGIA - Acupuntura, RPG, Sauna.

[O]

OBESIDADE - Alimentação colorida, Alimentos *diet* e *light*, Arroz integral, Ioga, Mastigação, Sauna, Soja.

OLHOS - Acupuntura, Arruda, Eufrásia, Linhaça, Peixes.

OSSOS - Musculação, RPG, Soja.

OSTEOPOROSE - ver OSSOS.

[P]

PARKINSON, Mal de - Magnésio.

PELE - Acupuntura, Águas minerais, Andiroba, Babosa, Bálsamo, Barbatimão, Calêndula, Clorofila, Copaíba, Erva-baleeira, Geléia real, Guaçatonga, Levedura de Cerveja, Melaleuca / *Tea tree*, Própole, Sauna, Trigo germinado, Urinoterapia.

PICADAS DE INSETO - Andiroba, Citronela, Copaíba, Melaleuca / *Tea tree*, Própole, Sálvia, Urinoterapia.

PIOLHOS - Bálsamo.

PNEUMONIA - Lótus.

PRESSÃO ALTA (HIPERTENSÃO ARTERIAL) - Alimentos *diet* e *light*.

PRESSÃO ARTERIAL - Acupuntura, Alimentação colorida, Alimentos *diet* e *light*, Amora, Cogumelo do sol, Clorofila, Estévia, Exercícios aeróbios e anaeróbios, Ioga, Poejo, Yakon / batata yakon.

PRISÃO DE VENTRE (ver também LAXATIVOS) - Cáscara sagrada, Exercícios aeróbios e anaeróbios, Fibras alimentares, Probióticos, Shantala, Vegetarianismo.

PROBLEMAS URINÁRIOS - Águas minerais, Feijão azuki, Melancia, Pólen, Retenção de fezes e urina, Saw palmeto.

PRÓSTATA - Cogumelo do sol, Goiaba, Linhaça, Magnésio, Melancia, Pólen, Saw palmeto, Soja, Tomate, Urinoterapia.

PRURIDO - Bálsamo.

PSICOLÓGICAS, Características - Florais, Homeopatia, Ioga.

PSORÍASE - Cogumelo do sol, Magnésio, Urinoterapia.

PULGAS - Melaleuca / *Tea tree*, Poejo.

[Q]

QUEDAS - Musculação.

QUEIMADURAS - Babosa, Banana, Barbatimão.

QUELÓIDES - Banana.

[R]

RACIOCÍNIO (Rapidez, clareza) - Café, Clorofila, *Ginkgo biloba*, Trigo germinado.

REJUVENESCIMENTO - Hidroginástica, Ioga, Magnésio, Ritos de Rejuvenescimento dos Lamas do Tibet, Urinoterapia.

RESFRIADO - Lótus.

RESSACA - Umeboshi.

REUMATISMO - Acupuntura, Águas minerais, Andiroba, Arroz integral, Clorofila, Erva-baleeira, Hipérico, Moxabustão, RPG, Sauna, Soja, Unha-de-gato, Urinoterapia, Vegetarianismo.

RINITE - Cogumelo do sol.

ROUQUIDÃO - Gengibre.

[S]

SARAMPO - Sabugueiro.

SARNA - Bálsamo.

SEDATIVOS - Florais, Hipérico, Ioga, Pata-de-vaca, Shantala.

SINUSITE - Acupuntura, Arroz integral, Cogumelo do sol, Lótus, Sauna.

SISTEMA DIGESTIVO - Águas minerais, Alimentos lactofermentados, Banchá, Café, Cáscara sagrada, Chá, Coentro, Cogumelo do sol, Exercícios aeróbios e anaeróbios, Fibras alimentares, Funcho / erva-doce, Gengibre, Girassol, Mastigação, Mate, Poejo, Probióticos, Umeboshi, Vegetarianismo, Zedoária.

SISTEMA RESPIRATÓRIO - Acupuntura, Arroz integral, Bálsamo, Cogumelo do sol, Exercícios aeróbios e anaeróbios, Girassol, Hipérico, Imburana, Ioga, Jaborandi, Lótus, Pilates, Poejo, RPG, Sauna, Shantala, Zedoária.
SUDORÍFERO - Sabugueiro.
SUOR EXCESSIVO - Sálvia.

[T]

TABAGISMO - Espiritualidade e drogas.
TENDINITE - Erva-baleeira.
TÔNICOS DOS NERVOS - Ioga, Moxabustão, Pilates, Soja.
TÔNICOS GERAIS - Águas minerais, Banchá, Chá, Cogumelo do sol, Fáfia, Geléia real, Ioga, Moxabustão, Soja, Urinoterapia.
TOSSE - Acupuntura, Bálsamo, Gengibre, Guaco, Hipérico, Imburana, Jaborandi, Lótus, Magnésio, Mel, Poejo, Própole, Sabugueiro, Zedoária.
TRAUMATISMOS - Musculação.
TRIGLICÉRIDES - Alimentos *diet* e *light*, Exercícios aeróbios e anaeróbios, Goiaba, Linhaça, Melancia, Peixes, Soja, Tomate, Vegetarianismo.
TROMBOFLEBITE - ver FLEBITE.
TROMBOSE - Acupuntura, *Ginkgo biloba*, Guaraná, Linhaça, Peixes.
TUBERCULOSE - Lótus.

[U]

ÚLCERAS - Babosa, Bálsamo, Barbatimão, Calêndula, Cogumelo do sol, Copaíba, Erva-baleeira, Erva-de-bicho, Girassol, Guaçatonga, Malva, Própole, Unha-de-gato, Urinoterapia.

[V]

VARIZES - Acupuntura, Castanha-da-índia, Erva-de-bicho, *Ginkgo biloba*, Hidroginástica.

VERRUGAS - Banana, Própole, Urinoterapia.

VESÍCULA BILIAR - Águas minerais, Poejo, Zedoária.

VISCOSIDADE SANGUÍNEA - *Ginkgo biloba*, Guaraná, Linhaça, Peixes.

VITALIZANTES - ver TÔNICOS GERAIS.

IMPRESSO NA
sumago gráfica editorial ltda
rua itauna, 789 vila maria
02111-031 são paulo sp
telefax 11 **6955 5636**
sumago@terra.com.br

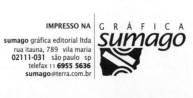